診療所／一般病院の

血液診療
Do & Don't

聖路加国際病院人間ドック科部長・血液内科
岡田 定 編著

獨協医科大学埼玉医療センター輸血部部長
樋口敬和 著

日本医事新報社

カラー口絵

第1章 ● 貧血

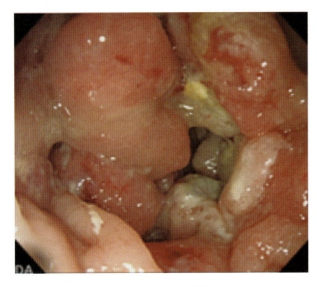

下部消化管内視鏡
上行結腸に全周性の大腸癌を認める。
(本文13ページ参照)

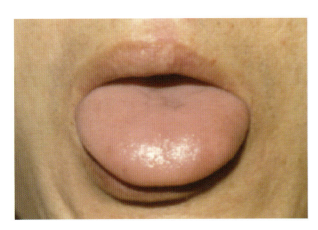

ハンター舌炎
本例ではないが，同じ悪性貧血の患者。
舌乳頭が委縮し，舌表面に光沢がある。
(本文15ページ参照)

第2章 ◉ 白血球増加

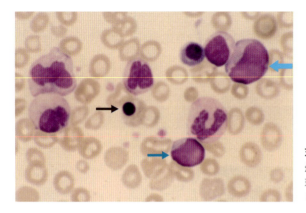

末梢血にみられた白赤芽球症
幼若好中球の骨髄芽球（→）・前骨髄球（←）と赤芽球（→）を認める。
（本文38ページ参照）

第3章 ◉ 白血球減少

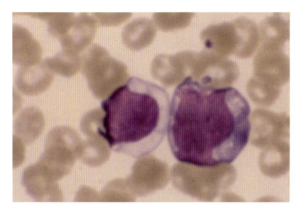

正常リンパ球（左）と異型リンパ球（右）
（本文55ページ参照）

第4章 ◉ 血小板減少

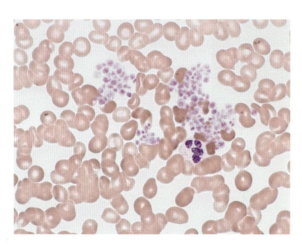

EDTAによる偽性血小板凝集像
（本文71ページ参照）

序文

本書「診療所／一般病院の血液診療 Do & Don't」は，血液専門医ではない診療所や一般病院の先生方のための本です．血液診療の基本を，**Do**（やるべきこと）と **Don't**（してはいけないこと）でガイドします．

下の図をご覧下さい．四角の部分全体が，先生方が担当される内科診療領域です．この中には，消化器，呼吸器，循環器，……と様々な診療領域があります．血液診療領域は大きな円の部分です．血液専門医が担当すべき領域は，その中の小さな円の部分（B）です．したがって，先生方が担当される領域は，大きな円から小さな円（B）を除いたドーナッツ状の領域（A）ということになります．

先生方が担当されるAの血液診療領域は意外に大きいのです．本書はここにスポットを当てています．

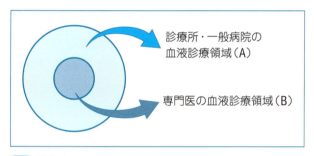

図 診療所／一般病院の内科診療領域

血液診療の多くは血算の異常から始まります．先生方が日常的にチェックされている血算によって，貧血，白血球増加，白血球減少，血小板減少，汎血球減少などがわかり，「さて，どうしたものか？」と思われることはないでしょうか．出血傾向やリンパ節腫脹に遭遇して苦慮されたことはないでしょうか．M蛋白血症や血清蛋白異常がわかって「骨髄腫かもしれない！」と思われたご経験はないでしょうか．

「血液診療で本当に大切なことは何か」，「具体的に何をすべきで，何をすべきでないのか」をまとめました．血液専門医に要求されるような専門的な内容（Bの領域）は省き，専門医に紹介しなければいけない病態やタ

イミングは繰り返し強調しました。

　章立ては，「第1章 貧血」，「第2章 白血球増加」，「第3章 白血球減少」，「第4章 血小板減少」，「第5章 汎血球減少」，「第6章 出血傾向」，「第7章 リンパ節腫脹」，「第8章 M蛋白血症と血清蛋白異常」です。

　各章とも「初期対応」，「鑑別」，「治療・患者説明」からなります。

　たとえば第1章の貧血では，「貧血の初期対応」の**Do**を最初にまとめます。次に，貧血を疑うとき，頻度の高い貧血，緊急性の見きわめと初期対応，重篤性の見きわめと初期対応，について解説します。最後に，「貧血の初期対応」を具体的な例題を使ってQ&Aで解説し，**Don't**を述べます。「貧血の鑑別」と「貧血の治療・患者説明」も同様です。最初に**Do**があり，次に解説，例題が続き，**Don't**で注意を喚起します。

　執筆者は岡田 定と樋口敬和です。聖路加国際病院の内科レジデントの先輩と後輩の関係で，長年共に血液診療に従事してきた仲になります。第1章から第3章までとコラムを岡田が担当し，第4章から第8章までを樋口が担当しています。

　本書が，先生方と血液専門医との架け橋になり，日本の血液診療のレベルアップにわずかなりとも貢献できることを切に祈ります。

　最後にお世話になった日本医事新報社の村上由佳氏に，この場を借りて感謝申し上げます。

　2018年春

聖路加国際病院　人間ドック科部長・血液内科
岡田　定

目 次

第1章　貧血　　　　1

■ 貧血の初期対応 ——————————————— 1
1. 貧血を疑うとき　　　　1
2. 頻度の高い貧血　　　　2
3. 緊急性の見きわめと初期対応　　　　3
4. 重篤性の見きわめと初期対応　　　　4

■ 貧血の鑑別 ——————————————— 6
A. 慢性貧血の鑑別　　　　6
1. 小球性貧血（MCV＜80）の鑑別　　　　8
2. 正球性貧血（MCV＝80〜100）の鑑別　　　　9
3. 大球性貧血（MCV＞100）の鑑別　　　　11
B. 急性貧血の鑑別　　　　16

■ 貧血の治療・患者説明 ——————————————— 17
1. 鉄欠乏性貧血の治療・患者説明　　　　18
2. 二次性貧血の治療　　　　22
3. ビタミンB_{12}欠乏性貧血の治療・患者説明　　　　23

第2章　白血球増加　　　　31

■ 白血球増加の初期対応 ——————————————— 31
1. 頻度の高い白血球増加　　　　31
2. 緊急性の見きわめと初期対応　　　　33
3. 重篤性の見きわめと初期対応　　　　33

■ 白血球増加の鑑別 ——————————————— 35
白血球分画と鑑別疾患　　　　36

■ 白血球増加の治療・患者説明 ——————————————— 45

第3章　白血球減少　49

■ 白血球減少の初期対応 ———————————— 49

1. 頻度の高い白血球減少　50
2. 緊急性の見きわめと初期対応　52
3. 重篤性の見きわめと初期対応　52

■ 白血球減少の鑑別 ———————————————— 55

白血球分画と鑑別疾患　56

■ 白血球減少の治療・患者説明 ————————— 63

第4章　血小板減少　67

■ 血小板減少の初期対応 ———————————— 67

1. 血小板減少を疑うとき　67
2. 頻度の高い血小板減少　68
3. 緊急性の見きわめと初期対応　69
4. 重篤性の見きわめと初期対応　70

■ 血小板減少の鑑別 ———————————————— 73

1. 血小板が減少する原因　73
2. 血小板減少の問診のポイント　74
3. 診察のポイント　75
4. 検査のポイント　75
5. PT，APTTが延長している場合　75
6. PT，APTTが正常の場合　75

■ 血小板減少の治療・患者説明 ————————— 81

1. 血小板輸血の実際　81
2. ITPと診断した場合の対応　82
3. 患者説明の実際　82

第5章　汎血球減少　　87

■ 汎血球減少の初期対応 ———————————————————— 87
   1.　汎血球減少を疑うとき　　87
   2.　頻度の高い汎血球減少　　88
   3.　緊急性の見きわめと初期対応　　89
   4.　重篤性の見きわめと初期対応　　90

■ 汎血球減少の鑑別 ———————————————————————— 92
■ 汎血球減少の治療・患者説明 ————————————————— 99

第6章　出血傾向　　103

■ 出血傾向の初期対応 ———————————————————— 103
   1.　出血傾向を疑うとき　　103
   2.　頻度の高い出血傾向　　104
   3.　緊急性の見きわめと初期対応　　105
   4.　重篤性の見きわめと初期対応　　106

■ 出血傾向の鑑別 ———————————————————————— 109
   1.　出血の原因を想定しながら問診と診察を行う　　109
   2.　血小板減少の鑑別のポイント　　111

■ 出血傾向の治療・患者説明 —————————————————— 118

第7章　リンパ節腫脹　　123

■ リンパ節腫脹の初期対応 —————————————————— 123
   1.　リンパ節腫脹のアプローチ　　123
   2.　頻度の高いリンパ節腫脹　　129
   3.　緊急性の見きわめと初期対応　　129
   4.　重篤性の見きわめと初期対応　　129

■ リンパ節腫脹の鑑別 ———————————————————— 131
   リンパ節生検の適応　　131

■ リンパ節腫脹の治療・患者説明 ——————————————— 139

第8章　M蛋白血症と血清蛋白異常　143

■ M蛋白血症と血清蛋白異常の初期対応 ── 143

1. 血清蛋白の基本　143
2. M蛋白血症をみたとき　145
3. 頻度の高いM蛋白血症　146
4. 緊急性の見きわめと初期対応　147
5. 重篤性の見きわめと初期対応　147

■ M蛋白血症と血清蛋白異常の鑑別 ── 149
■ M蛋白血症と血清蛋白異常の治療・患者説明 ── 156

コラム

AIの進歩と未来の医療　28
喫煙　47
孫わやさしい　65
私のリビングウィル　84
血管内リンパ腫　101
生活習慣病　121
少子超高齢社会と未来の医療　141
模擬結婚式　158

索　引　160

第1章 貧血

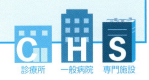

貧血の初期対応

- 心疾患や呼吸器疾患がない労作時息切れや易疲労感をみたら，貧血を疑おう（図1）。
- 眼瞼結膜縁の色調でヘモグロビン（Hb）濃度を推定しよう。
- 貧血を疑えば血液検査で確認しよう。
- バイタルサインに異常（高度頻脈，血圧低下，顔面蒼白）のある重症貧血は，対応可能な施設（H，S）にすぐ紹介しよう（図1）。
- 異食症（氷かじり）があれば，鉄欠乏性貧血を疑おう。
- 鉄欠乏性貧血は日本人女性の約1割（600万人），潜在性鉄欠乏症〔フェリチン（FRN）＜15 ng/mL〕は日本人女性の約2割（1,200万人）と非常に多い[1]。
- 貧血＋黄疸なら溶血性貧血を疑おう。
- 貧血を疑えば，血液検査〔網赤血球（Ret），白血球分画を含む血算〕をチェック（図1）。
- 貧血の程度は，Hbで評価する。
- 「貧血の重症度＝症状の強さ」ではない。貧血が軽度でも進行が速いと症状は強い。貧血が高度でも進行が遅いと症状は軽い。
- 急性出血や溶血による貧血は急速に進行することが多い。
- 急速進行性の貧血や高度の貧血は，Hbよりもバイタルサインに注目しよう。

1. 貧血を疑うとき

- 貧血を疑う特異的な症状はない。貧血があれば，組織が慢性的な低酸素血症に陥り様々な症状を呈する。
- 貧血の二大症状は易疲労感と労作時息切れである。ほかに，めまい，顔面蒼白，動悸，集中力低下，頭痛，浮腫，狭心症発作，間欠性跛行などがある。高齢者では認知症をきたすこともある。

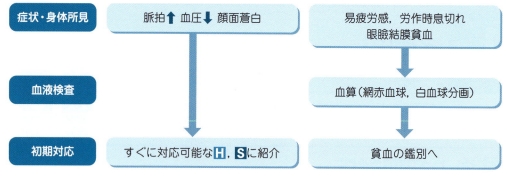

図1 貧血の初期対応

- 労作時息切れをきたす主な疾患は心疾患と呼吸器疾患だが，これらの疾患がないのに労作時息切れがあれば貧血を疑う．
- 眼瞼結膜縁の色調でおおよそのHbを推測しよう（**表1**）．
- 貧血を疑えば血液検査で貧血を確認しよう．

表1 眼瞼結膜縁の色とヘモグロビン

眼瞼結膜縁の色	ヘモグロビン（g/dL）
赤いリンゴの色	ほぼ正常
オレンジの色	8〜10
桃の色	6前後
赤味がほぼない	5以下

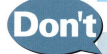
- 血液検査をしないで貧血の診断をしてはいけない！

- 急性出血などでバイタルサインに異常のある貧血はemergencyであり，対応可能な施設（H，S）に紹介する（図1）．

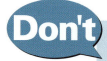
- バイタルサインに重大な異常のある貧血を診療所（C）で対応してはいけない！

2．頻度の高い貧血

- 貧血で最も多いのは鉄欠乏性貧血であり，全貧血の2/3を占める．ついで多いのは二次性貧血である．
- 鉄欠乏性貧血は女性のcommon diseaseであり，日本人女性全体の約1割（600万人），月経のある年代では約2割を占める（**表2**）．
- 潜在性鉄欠乏症とは，貧血はないが貯蔵鉄が不足した病態である．メディアでは「隠

- れ貧血」と呼ばれている[2]。
- 貯蔵鉄を反映するFRNが＜15ng/mLの潜在性鉄欠乏症は，日本人女性の約2割（1,200万人），月経のある年代では4割以上を占める（**表2**）。
- 貧血がなくても潜在性鉄欠乏症があると，全身倦怠感などの症状があり，鉄剤を使用することで症状が改善する[3]。ただし，本人はその症状を病的だと自覚していないことがほとんどである。
- 鉄欠乏性貧血の頻度が高いために，「貧血＝鉄欠乏性貧血」と即断，誤診されていることが少なくない。
- 二次性貧血とは，感染症，悪性腫瘍，肝疾患，腎疾患，内分泌疾患，膠原病，低栄養などの基礎疾患があり，体内鉄が十分であってもそれを適切に利用できないことで生じる貧血である。
- 鉄欠乏性貧血と異なり，二次性貧血だけで高度の貧血になることは稀である。

表2 鉄欠乏性貧血と潜在性鉄欠乏症（フェリチン＜15ng/mL）の日本人女性

	全女性	月経のある女性
鉄欠乏性貧血	1割（600万人）	2割
潜在性鉄欠乏症	2割（1,200万人）	4割以上

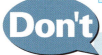

- 「貧血＝鉄欠乏性貧血」と考えてはいけない！

3. 緊急性の見きわめと初期対応

- 緊急性の高い貧血とは，原因疾患の良性・悪性を問わず，全身状態が不良またはバイタルサインに異常（高度頻脈，血圧低下，顔面蒼白など）をきたしている貧血である。
- 緊急性の高い貧血をきたす疾患には，大量の消化管出血，自己免疫性溶血性貧血（autoimmune hemolytic anemia；AIHA）のような急速進行性の溶血性貧血，白血球の異常（高度好中球減少）や血小板異常（高度血小板減少）を伴う急性白血病などがある。
- これらの貧血を診療所で適切に対応するのは困難であり，速やかに対応可能な施設（**H**, **S**）に紹介する必要がある（**図1**）。

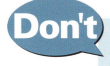

- バイタルサインに異常のある急性出血や溶血を診療所（**C**）で対応してはいけない！

4. 重篤性の見きわめと初期対応

- 重篤な貧血とは，原因疾患の治癒が困難で生命予後が不良な貧血である。
- 重篤な貧血をきたす疾患には，多発性骨髄腫，高リスクの骨髄異形成症候群（myelodysplastic syndrome；MDS），急性白血病などの造血器腫瘍，進行期の消化器癌などがある。
- 原因不明の貧血，白血球や血小板の異常を伴う貧血は，重篤な疾患の可能性が高い。
- 胃癌や大腸癌は早期の治癒的切除が可能であれば予後良好だが，進行期になれば予後不良の重篤な疾患になってしまう。
- 特に高齢者の鉄欠乏性貧血は注意が必要であり，「鉄欠乏性貧血だからとりあえず鉄剤で治療しよう」という対応は危険である。鉄欠乏性貧血の原因として胃癌や大腸癌が隠れていることが稀ではないからである。
- 高齢者に鉄欠乏性貧血をみたら，上部および下部消化管内視鏡検査を急ぐ必要がある。

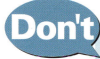

- 高齢者の鉄欠乏性貧血をみたら，消化器癌を見逃してはいけない！

例題 1

> 20歳女性。数年前から顔色不良，数カ月前から労作時息切れあり。数日前から上気道炎症状あり診療所に独歩で受診。眼瞼結膜縁の色調は，赤味がほぼない。
> 血圧108/50mmHg，脈拍120回/分，Hb 3.8g/dL，MCV 51.4fL。

Q Hb 3.8g/dLと高度の貧血があるが，初期対応は？

A 鉄欠乏性貧血の診断に必要な採血をしたのち，すぐに鉄剤を開始する！

- Hb 3.8g/dLの高度の貧血だが，独歩で受診できる状態であり，数年以上かけてゆっくり進行した慢性貧血と考えられる。脈拍120回/分の頻脈があるが緊急事態とは考えられない。
- 20歳女性で平均赤血球容積（MCV）51.4fLの高度小球性（MCV＜80fL）の貧血であり，鉄欠乏性貧血が最も考えられる。
- 鉄欠乏性貧血を診断するための血液検査〔鉄，総鉄結合能（TIBC），FRN〕ののち，すぐに鉄剤を開始する。
- 外来通院が可能な状態なら，緊急の病院紹介や輸血は必要ないと思われる。

- 鉄欠乏性貧血は原因検索が必要であり，特に婦人科的精査が重要である。
- 本例は当院血液内科に紹介された。外来通院による鉄剤の治療だけで順調に貧血は改善した。鉄欠乏性貧血の原因は極度な偏食だった。
- 鉄欠乏性貧血の原因として，月経のある年齢では過多月経が多いが，若い女性ではダイエットによる偏食も少なくない。

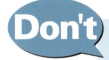

- 慢性経過で代償されていれば，高度の貧血であっても鉄欠乏性貧血に安易に輸血してはいけない！

例題2

35歳男性。約1時間前に吐血あり診療所に独歩で受診。眼瞼結膜縁の色調に貧血所見はない。
血圧120/80mmHg，脈拍120回/分，Hb 13.0g/dL，MCV 90.4fL。

Q Hbは13.0g/dLとほとんど貧血はないが，初期対応は？

A 急性の消化管出血に対応できる病院（H）に緊急で紹介する！

- 出血直後は循環血液量が減少していてもまだ血漿で薄められていないので，Hbは重症度を反映していない。
- したがって，「Hbは13.0g/dLもあるから出血量は少ない」と考えてはいけない。
- 急性出血での出血量の推測は，血算よりもバイタルサインの変化のほうが重要である。
- 本例では血圧は120/80mmHgと保たれていても脈拍120回/分の頻脈があり，500mL以上の出血量が予測される。血管確保，補液，輸血，緊急消化管内視鏡検査などの緊急対応が必要になる。
- 本例は当院にすぐに紹介されて緊急内視鏡が行われた。十二指腸潰瘍からの活動性出血を認め，内視鏡的止血処置により事なきを得た。

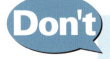

- 急性出血の出血量をHbだけで判断してはいけない！（頻脈，血圧低下のほうがより重要）

貧血の鑑別

- 貧血で最も多いのは，鉄欠乏性貧血と二次性貧血である。
- 異食症（氷かじり）があれば，鉄欠乏性貧血を疑おう。
- 貧血＋味覚障害（食欲不振）なら，まずビタミンB_{12}欠乏性貧血を疑おう。
- 胃全摘術があれば，ビタミンB_{12}欠乏性貧血と鉄欠乏性貧血を疑おう。
- 貧血の鑑別には，まず血算（Ret，白血球分画を含む），生化学検査〔総ビリルビン（T-Bil），間接ビリルビン（I-Bil），乳酸脱水素酵素（LDH）を含む〕，鉄，TIBC，FRN，ビタミンB_{12}。
- 貧血の鑑別は，MCVとRetで行おう。
- 今回の血算を以前の健康診断や他院の血算と比較検討しよう。
- 小球性貧血（MCV＜80fL）なら，まず鉄欠乏性貧血と二次性貧血を疑おう。
- 鉄欠乏性貧血は，血清鉄（Fe）低値ではなくFRN低値（＜12ng/mL）で診断しよう。
- 貧血がなくてもFRNが＜15ng/mLなら潜在性鉄欠乏症である。
- 二次性貧血は，Fe低値とFRN高値で診断しよう。
- 正球性貧血（MCV＝80〜100fL）なら，まず出血性貧血と二次性貧血を疑おう。
- 大球性貧血（MCV＞100fL）で最も多いのは，アルコール多飲である。
- 高度大球性貧血（MCV＞120fL）なら，まずビタミンB_{12}欠乏性貧血（悪性貧血と胃切除後）を疑おう。
- 急性貧血をきたす主な疾患は出血と溶血である。
- Ret増加があれば，急性出血と溶血を疑おう。
- 診断不明の貧血，白血球や血小板の異常を伴う場合は，専門施設（S）に紹介しよう。

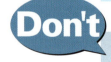

- 「Hb低値＝貧血」だけで終わってはいけない！（貧血の鑑別診断が必要）

A. 慢性貧血の鑑別

- 貧血の指標には赤血球（RBC）の低下，Hbの低下，ヘマトクリット（Ht）の低下があるが，貧血の診断はHbの低下で行う。なぜなら，赤血球の主な機能が酸素の運搬で

あり，酸素運搬能はHbで決まるからである。
- 世界保健機関（WHO）による貧血の基準もHbで規定されている（表3）。
- 慢性の経過で貧血を認めた場合は，貧血の鑑別のキーになるのはMCVとRetである。
- 貧血の鑑別は，小球性貧血（MCV＜80fL），正球性貧血（MCV＝80〜100fL），大球性貧血（MCV＞100fL）と分類して行うのが実用的である（図2）。
- MCVとはmean corpuscular volumeの略であり，赤血球のサイズを示す。MCV (fL) ＝ Ht (%) ×10/RBC ($10^6/\mu L$) で求められる。
- MCVによる貧血の主な鑑別疾患は，表4のようになる。

表3 WHOによる貧血の基準

ヘモグロビン（g/dL）	対象者
11以下	乳幼児，妊婦，高齢者
12以下	学童，成人女性
13以下	新生児，成人男性

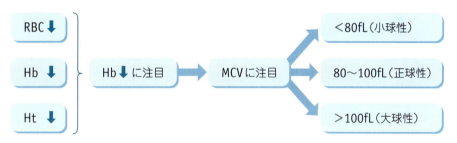

図2 慢性貧血の鑑別

表4 MCVによる貧血の鑑別疾患

小球性貧血 （MCV＜80fL）	正球性貧血 （MCV＝80〜100fL）	大球性貧血 （MCV＞100fL）
1) 鉄欠乏性貧血 2) 二次性貧血 　悪性腫瘍，感染症 　膠原病，肝疾患 　腎疾患，内分泌疾患 　低栄養，妊娠 3) サラセミア 4) 鉄芽球性貧血	1) 出血性貧血 2) 溶血性貧血 3) 骨髄低形成 　再生不良性貧血 　赤芽球癆 4) 二次性貧血 5) 白血病 6) 骨髄異形成症候群 7) 多発性骨髄腫	1) 巨赤芽球性貧血 　ビタミンB_{12}欠乏 　（悪性貧血，胃切除後） 　葉酸欠乏 2) 肝疾患，甲状腺機能低下症 3) 網赤血球増加 　急性出血，溶血性貧血 4) 白血病 5) 骨髄異形成症候群 6) 抗腫瘍薬 7) アルコール多飲

1. 小球性貧血（MCV＜80）の鑑別

- 小球性貧血として最も多いのは鉄欠乏性貧血，次に二次性貧血である。サラセミアもある。
- 鉄欠乏性貧血に特徴的な症状に異食症がある。多くは氷かじり（氷の塊を無性にかじりたくなる症状）である。本人が氷かじりを病的と認識していることは稀であり，医療者が尋ねて初めて異食症が判明することが多い。

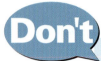

- 慢性貧血の女性に異食症（氷かじり）を問診するのを忘れてはいけない！

- 小球性貧血の鑑別は，Fe，TIBC，FRN で行う。
- 鉄欠乏性貧血は，Fe 低値，TIBC 高値，FRN 低値になる。FRN＜12ng/mL なら診断確定である（図3）。

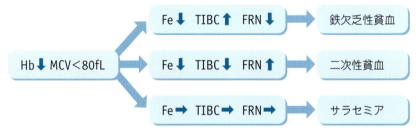

図3 小球性貧血の鑑別

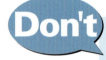

- 鉄欠乏性貧血を Fe 低値だけで診断してはいけない！（FRN 低値で診断しよう）

- 鉄欠乏性貧血なら必ず原因疾患を突き止めよう（表5）。
- 鉄欠乏性貧血の原因は，月経のある女性では過多月経，子宮筋腫，子宮内膜ポリープ，子宮内膜症が多い。男性および閉経後の女性では消化管出血がほとんどである。

表5 鉄欠乏性貧血の主な原因疾患

鉄喪失の増大
1. 性器出血：過多月経，子宮筋腫，子宮内膜ポリープ，子宮内膜症，子宮癌
2. 消化管出血：痔，胃・十二指腸潰瘍，胃癌，大腸癌，大腸憩室，潰瘍性大腸炎，抗凝固薬・抗血小板薬使用
3. その他：鼻出血，献血，血尿・ヘモグロビン尿，スポーツ貧血

鉄摂取の低下
1. 摂食異常：偏食，過度のダイエット
2. 吸収障害：胃切除後，慢性萎縮性胃炎

鉄需要の増大
1. 小児・思春期の成長
2. 妊娠，授乳

- 高齢者では，鉄欠乏性貧血がきっかけで胃癌や大腸癌が見つかることも多い。
- 血栓症予防のための抗凝固薬・抗血小板薬の使用で出血傾向となり，消化管出血による鉄欠乏性貧血もよく経験される。

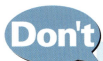

- 高齢者の鉄欠乏性貧血をみたら，消化器癌を見逃してはいけない！

- 二次性貧血では，Feは鉄欠乏性貧血と同じく低値だが，TIBCは低値，FRNは高値になる（図3）。
- 二次性貧血なら，貧血の原因となる感染症，悪性腫瘍，肝疾患，腎疾患，内分泌疾患，膠原病，低栄養などの基礎疾患を認める。
- サラセミアは日本では稀な疾患と認識されているが，実際はそうではない。βサラセミアは1,000人に1人，αサラセミアは3,500人に1人と報告されている[4]。
- サラセミアの特徴は，貧血が軽度の割にMCVが非常に小さいことであり，サラセミアインデックス＝MCV (fL) /RBC (×10^6/μL) が13以下になる。
- サラセミアは，Fe，TIBC，FRNともに正常である（図3）。
- 原因不明の貧血やサラセミア疑いをみたら，専門施設（S）に紹介しよう。

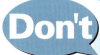

- 原因不明の貧血を放置してはいけない！

2. 正球性貧血（MCV＝80〜100）の鑑別

- 正球性貧血で最も多いのは，二次性貧血と出血性貧血である（表4）。
- 鉄欠乏性貧血は小球性貧血の代表疾患だが，軽症では正球性のこともある。特に経時的にMCVが低下していれば，鉄欠乏性貧血が疑わしい。
- 溶血性貧血，骨髄疾患である骨髄低形成（再生不良性貧血，赤芽球癆），白血病，MDS，多発性骨髄腫などで正球性貧血になりうる。
- 二次性貧血の診断は，悪性腫瘍，感染症，肝疾患，腎疾患，内分泌疾患，膠原病，低栄養などの基礎疾患の存在と，Fe低値，TIBC低値，FRN高値で行う。
- 鉄欠乏性貧血とは異なり，二次性貧血だけでは高度の貧血になりにくい。
- Ret増加をみたら，出血性貧血と溶血性貧血を考える（図4，表6）。
- Ret（網赤血球）とは，赤芽球から脱核したばかりの若い赤血球であり，骨髄での赤芽球産生の指標になる。
- 溶血性貧血ではI-Bil高値，LDH高値を示す。ハプトグロビン低値が診断の決め手になる。
- 溶血性貧血の中で多い疾患は，後天性ならAIHAと発作性夜間ヘモグロビン尿症

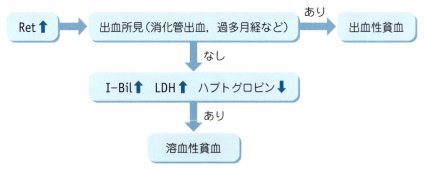

図4 網赤血球(Ret)増加をみたら

表6 網赤血球による貧血の鑑別

増加	正常〜減少	高度減少
急性出血，溶血 貧血からの回復期	骨髄疾患 　骨髄低形成 　造血器腫瘍 二次性貧血 鉄・ビタミンB_{12}・葉酸欠乏 薬剤性	赤芽球癆

　(paroxysmal nocturnal hemoglobinuria；PNH)，先天性なら遺伝性球状赤血球症である．
- クームズテスト陽性の溶血性貧血ならAIHAである．
- クームズテスト陰性の場合は，フローサイトメトリーでCD55/59欠損血球があればPNH，長い経過の溶血性貧血で球状赤血球があれば遺伝性球状赤血球症，破砕赤血球があれば赤血球破砕症候群，ほかに赤血球酵素異常症もある．
- 溶血性貧血をみたら(疑ったら)，原則として専門施設(S)に紹介しよう．
- Retが高度減少で，白血球・血小板が正常なら赤芽球癆を考える(表6)．
- Retが正常〜減少なら，二次性貧血，鉄・ビタミンB_{12}・葉酸欠乏，薬剤性，骨髄疾患(骨髄低形成，造血器腫瘍)などを考える(表6)が，ここに分類される貧血は多い．
- 骨髄疾患を疑えば骨髄検査が必須であり，専門施設(S)に紹介しよう．
- 骨髄低形成をきたす再生不良性貧血の特徴は，正〜大球性貧血，好中球減少，血小板減少などである．
- 造血器腫瘍のひとつであるMDSの特徴は，高齢者，2系統以上の血球減少，血球の形態異常，数カ月の経過で進行する，などである．
- 急性白血病の特徴は，不明熱，貧血症状，出血傾向などで発症し，白血球増加(芽球出現・増加)，貧血，血小板減少が週の経過で進行する，などである．
- 多発性骨髄腫の特徴は，高齢者で骨痛があり，貧血，総蛋白(TP)高値・アルブミン(Alb)低値(あるいはTP低値・Alb低値)，腎障害などである．

- 多発性骨髄腫を疑えば，まず免疫グロブリンの定量と血清および尿の免疫電気泳動をチェックしよう。

- 骨髄疾患が疑われるなら，専門施設（**S**）への紹介を躊躇してはいけない！

3. 大球性貧血（MCV＞100）の鑑別（図5）

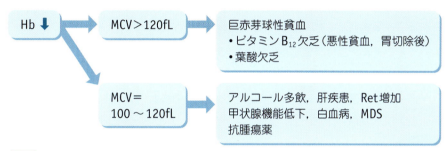

図5 大球性貧血の鑑別

- 大球性貧血の鑑別は，MCV＞120fLの高度大球性貧血と，MCVが100～120fLの軽～中等度大球性貧血とに分類するのが実用的である。
- MCVが＞120fLの高度大球性貧血なら，まず巨赤芽球性貧血を疑う。
- 巨赤芽球性貧血とは，ビタミンB_{12}欠乏性または葉酸欠乏性の貧血である。
- 葉酸欠乏性貧血は稀であり，ほとんどがビタミンB_{12}欠乏性貧血である。
- ビタミンB_{12}欠乏性貧血のほとんどは，抗内因子抗体による内因子欠乏が原因の悪性貧血か胃切除後貧血である。
- ビタミンB_{12}欠乏性貧血では，ハンター舌炎による味覚障害や食欲不振をきたすことが多く，しばしば高度の体重減少を伴う。
- 「貧血＋体重減少」の症状から，ビタミンB_{12}欠乏性貧血は消化器癌と間違われることが多い。
- ときにビタミンB_{12}が基準値内（低下していない）のビタミンB_{12}欠乏性貧血もある。疑わしければホモシステイン高値で診断する。
- 消化器癌に伴う貧血なら，癌からの慢性出血で鉄欠乏性貧血をきたして小球性貧血になることが多く，高度大球性貧血にはならない。

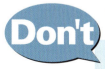

- ビタミンB_{12}欠乏性貧血を消化器癌と誤診してはいけない！

- MCVが＞120fLの高度大球性貧血をみたら，胃全摘術の既往があれば胃切除後のビタミンB_{12}欠乏性貧血，そうでなければ悪性貧血をまず考える。

- 胃切除後貧血では，ビタミンB₁₂欠乏性貧血も鉄欠乏性貧血もきたしうる。
- ビタミンB₁₂欠乏性貧血が主であれば大球性貧血，鉄欠乏性貧血が主であれば小球性貧血になり，両者の合併で正球性貧血になることもある。

- 貧血の原因として胃切除の病歴を見逃してはいけない！

- MCVが100～120fLのときは，アルコール多飲，肝疾患，Ret増加，甲状腺機能低下，白血病，MDS，抗腫瘍薬などを疑う（図5）。
- 最もよくみられるのはアルコール多飲である。
- 網赤血球が増加した貧血が大球性貧血になるのは，Retが正常赤血球よりもサイズが大きいからである。
- 軽度の大球性貧血で見逃されやすい疾患は，肝疾患，甲状腺機能低下症，MDSである。

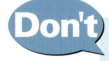

- MCVが少し大きい（100～120fL）貧血をみたとき，肝疾患，甲状腺機能低下症，MDSを見逃してはいけない！

例題3

> 31歳女性。健康診断で貧血を指摘され当院血液内科を受診。全身状態良好。
> Hb 10.8g/dL，MCV 79.4fL。

Q Hb 10.8g/dLの軽度の貧血があるが，どう対応する？

A 鉄欠乏性貧血の診断後に鉄剤を開始し，原因検索を行う。

- MCVが79.4fLであり，小球性（MCV＜80fL）貧血に分類される。
- 月経のある年齢の女性の小球性貧血であり，まず鉄欠乏性貧血が疑われる。
- Fe 45μg/dL↓（基準値45～170），TIBC 421μg/dL↑（基準値45～170），FRN 3.6ng/mL↓（基準値25～250）と，FRN＜12ng/mLの所見から鉄欠乏性貧血と診断した。

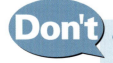

- 鉄欠乏性貧血をFe低値だけで診断してはいけない！（FRN低値で診断しよう）

- 婦人科の診察で子宮筋腫があり，鉄欠乏性貧血の原因は子宮筋腫に伴う過多月経と思われた。
- 鉄剤はHbが正常化し，さらにFRNも正常化（＞25ng/mL）するまで続けた。

例題4

> 60歳女性。数年前の健康診断で子宮筋腫を指摘。約1カ月前から時に心窩部不快感があり体重が2kg減少。2週間前から労作時息切れがあり，診療所を受診。
> Hb 7.2g/dL，MCV 73.6fL，FRN 2.5ng/mL。

Q Hb 7.2g/dL，MCV 73.6fLの小球性貧血があるが，どう対応する？

A 上部および下部消化管内視鏡ができる病院（H）にすぐに紹介する！

- MCV 73.6fLの小球性貧血でFRN＜12ng/mLから鉄欠乏性貧血と診断できるが，「鉄剤を開始して様子をみよう」ではダメである。
- 鉄欠乏性貧血の原因が問題である。閉経後の女性であり子宮筋腫があっても貧血の原因とは考えにくい。消化器症状や体重減少があることから，消化器癌からの出血が疑われ，消化管の検索を急ぐ必要がある。
- 当院に紹介され，まず上部消化管内視鏡検査が施行されたが異常はなかった。
- 続いて下部消化管内視鏡検査が施行され，上行結腸に腸閉塞を起こしかけた全周性の大腸癌が見つかり（図6），2週間後に右半結腸切除術が施行された。
- 鉄欠乏性貧血の原因は，大腸癌からの慢性出血であり，診断，治療が遅れると腸閉塞になるところだった。

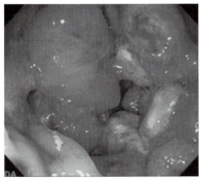

図6 下部消化管内視鏡
（カラー口絵参照）
上行結腸に全周性の大腸癌を認める。

- 高齢者の鉄欠乏性貧血をみたら，消化器癌を見逃してはいけない！

例題5

> 70歳男性。高血圧，脂質異常症があり診療所でフォローしていた。半年前から両側の肩，首の痛みが続き，貧血の進行も認め，当院血液内科に紹介。
> WBC 12,100/μL（分画正常），Hb 10.3g/dL，MCV 85.7fL，Plt 39.0×10⁴/μL，CRP 14.05mg/dL，血沈76mm/時。

Q Hb 10.3g/dL，MCV 85.7fLの正球性（MCV 80〜100fL）貧血があるが，貧血の原因は？

A リウマチ性多発筋痛症（PMR）に伴う二次性貧血！

- 70歳の高齢男性，肩・首の痛みが6カ月（1カ月以上）持続し臥位からの起き上がりも困難であり，C反応性蛋白（CRP）・血沈高値もあり，PMRを強く疑った。
- プレドニン20mg/日を開始したところ，速やかに疼痛は改善し，CRP・血沈の正常化とともに，1カ月後にはHbは12.7g/dLまで改善した。
- 正球性貧血は，PMRに伴う二次性貧血と診断した。
- 二次性貧血の基礎疾患は悪性腫瘍，感染症，肝疾患，腎疾患，内分泌疾患，膠原病，低栄養など多彩であり，原因疾患の診断は必ずしも容易ではない。

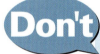

- 二次性貧血をきたしている基礎疾患を見逃してはいけない！

例題6

> 74歳女性。高血圧があり診療所でフォローしていた。2週間前から腰痛が出現し，近医の整形外科で胸椎圧迫骨折を指摘された。
> WBC 2,800/μL（分画正常），Hb 8.8g/dL，MCV 97.5fL，Plt 16.7×10⁴/μL，TP 8.3g/dL，Alb 3.2g/dL，CRP 0.04mg/dL，血沈134mm/時。

Q Hb 8.8g/dL，MCV 97.5fLの正球性貧血があるが，貧血の原因は？

A 多発性骨髄腫！

- 高齢者，椎体圧迫骨折，正球性貧血，TP高値，Alb低値，血沈亢進とくれば，多発

性骨髄腫（特にIgG型かIgA型）が考えられる。
- 当院血液内科に紹介され，多発性骨髄腫（IgA-λ型）と診断された。

- 造血器腫瘍が疑われる貧血をみたら，専門施設（S）への紹介を躊躇してはいけない！

例題7

> 70歳女性。特に既往歴はない。労作時胸部不快感と息切れ，食欲不振と2カ月で4kgの体重減少あり，循環器内科標榜の診療所に受診。胸部X線，心電図，冠動脈CTは正常。貧血を認め，当院血液内科に紹介。
> WBC 6,700/μL, Hb 7.4g/dL, MCV 122.8fL, Plt 31.4×10⁴/μL。

Q Hb 7.4g/dL，MCV 122.8fLの大球性（MCV＞100fL）貧血があるが，貧血の原因は？

A MCV 122.8fLの高度大球性（MCV＞120fL）貧血で，胃切除の既往がないことからまず悪性貧血を考える。

- MCVが＞100fLは大球性だが，＞120fLは高度大球性である。その場合は，ビタミンB_{12}欠乏性貧血の可能性が高い。胃切除の既往がないことから，まず悪性貧血が疑われる。
- 実際にビタミンB_{12}は144pg/mL（基準値233～914）と低値であり，ほかにビタミンB_{12}低下をきたす原因がなく悪性貧血と診断した。
- よく尋ねてみると味覚障害もあり，舌をみると表面平滑で光沢のあるハンター舌炎を呈していた（図7）。

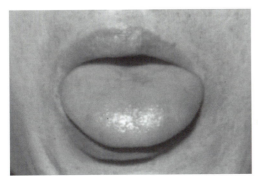

図7 ハンター舌炎
（カラー口絵参照）
本例ではないが，同じ悪性貧血の患者。舌乳頭が萎縮し，舌表面に光沢がある。

- ビタミンB₁₂製剤（メチコバール®）の筋注を開始すると，本人いわく，数時間後には体力の急激な回復感があり，数日後には食欲不振，味覚障害も改善したという．
- 1カ月後には体重は元に戻り，貧血も正常化し，労作時胸部不快感と息切れも消失した．

- 高度大球性貧血をみたら，ビタミンB₁₂欠乏性貧血を見逃してはいけない！

B. 急性貧血の鑑別

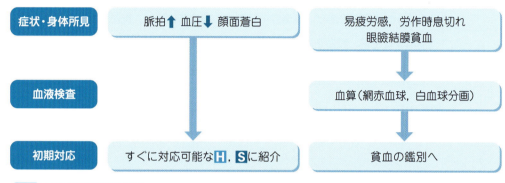

図8 貧血の初期対応（再掲）

- 急性貧血をきたす主な疾患は出血と溶血である．
- 出血でも溶血でも急激に貧血をきたすと循環血液量が低下して，頻脈，血圧低下，顔面蒼白をきたしうる．
- バイタルサインに異常のある重症貧血は，対応可能な施設（H，S）にすぐ紹介しよう（図8）．
- 急性貧血では骨髄での赤血球産生が亢進して，Retが増加する．
- 明らかな吐血，下血，過多月経などがあれば貧血の原因は出血だと判断できるが，そうでない場合は出血性貧血か溶血性貧血かの判断に迷うことがある．
- 溶血性貧血は見逃されやすい．Ret増加だけでなく，黄疸，I-Bil高値，LDH高値などがあれば，溶血性貧血を疑う（表7）．

表7 出血性貧血と溶血性貧血の鑑別

	出血性貧血	溶血性貧血
症状	吐血，下血，過多月経	出血所見なし
身体所見	脈拍↑ 血圧↓ 顔面蒼白	脈拍↑ 血圧↓ 顔面蒼白，黄疸
検査所見	網赤血球↑　Hb↓ I-Bil →　LDH →	網赤血球↑　Hb↓ I-Bil ↑　LDH ↑

例題8

> 64歳男性。糖尿病があり内科クリニックで通院治療していた。数日来，急激な体のだるさと黄疸を認め，クリニックに受診。
> WBC 9,200/μL, Hb 6.6g/dL, MCV 119.8fL, Plt 31.1×10⁴/μL, Ret 34.0%, Ret 52.7×10⁴/μL, I-Bil 2.1mg/dL, LDH 1,384U/L。

Q Hb 6.6g/dL，MCV 119.8fLの大球性貧血があるが，どう対応する？

A 急激進行性の溶血性貧血の疑いで，専門施設（S）にすぐに紹介する！

- 注目すべき血算の値は，Ret 34.0%（52.7×10⁴/μL）の著増である。Retの基準値は0.5～2%であり，絶対数10×10⁴/μL以上はRet増加と診断する。
- Retの増加に加えて，I-Bil 2.1mg/dLの増加，LDH 1,384U/Lの増加があり，溶血性貧血が考えられる。
- すぐに当院血液内科に紹介された。ハプトグロビンは10mg/dL以下と減少し，クームズ試験は直接・間接ともに強陽性で，AIHAと診断した。
- すぐにプレドニゾロン1mg/kgを開始し，1カ月後にはHbは11.3g/dLまで回復した。

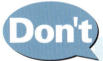

- 原因不明の進行性の溶血性貧血を診療所（C）で抱えてはいけない！

貧血の治療・患者説明

- 「高度の貧血＝緊急輸血」ではない。鉄欠乏性貧血なら鉄剤，ビタミンB_{12}欠乏性貧血ならビタミンB_{12}製剤，自己免疫性溶血性貧血ならステロイドの使用であり，輸血は不要なことが多い。
- 「貧血をみたらまず鉄剤」ではない。鉄剤の使用は鉄欠乏性貧血に限る。
- 鉄欠乏性貧血はその原因を突き止めよう。女性では過多月経をきたす婦人科疾患，高齢者では消化器癌が重要である。
- 鉄剤は静注鉄剤ではなく，まず経口鉄剤を使おう。
- 経口鉄剤の副作用（消化器症状）は開始前によく説明しておこう。

- 消化器症状があれば，フェロミア®顆粒少量やインクレミン®に変更しよう。
- 静注鉄剤は総鉄必要量を計算してから使用しよう。
- 鉄剤はHbの正常化だけでなくFRNの正常化（＞25ng/mL）まで続けよう。
- 悪性貧血や胃切除後のビタミンB_{12}欠乏性貧血の補充療法は生涯必要である。
- 診断不明の貧血，白血球や血小板の異常もあれば，専門施設（S）に紹介しよう。

1．鉄欠乏性貧血の治療・患者説明

- 鉄欠乏性貧血の治療は，図9[5]に示す7つのステップで行う。
- ステップ①の「鉄欠乏性貧血の診断」はFRN＜12ng/mLで行う。
- ステップ②の「原因の精査・治療」は，鉄剤による治療を行うよりも重要である。特に女性では過多月経をきたす婦人科疾患，高齢者では胃癌や大腸癌を見逃してはいけない。

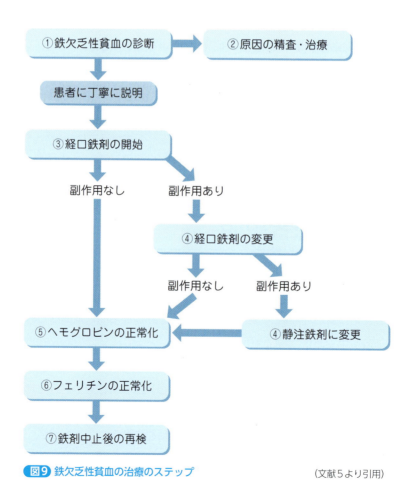

図9 鉄欠乏性貧血の治療のステップ　　　　　　　　　　（文献5より引用）

- ステップ③の「経口鉄剤の開始」時は，副作用とその対応について丁寧に説明しておくことが大切である。
- 経口鉄剤には，フェロミア®50mg錠，フェロミア®顆粒，フェロ・グラデュメット®105mg錠，テツクール®100mg錠，フェルム®100mgカプセル，インクレミン®5%シロップなどがある。
- 実際の経口鉄剤の処方例は下記の通り。
    フェロミア® 1回50mg，1日2回，30日分
    フェロ・グラデュメット®1回105mg，1日1回，30日分
    インクレミン® 1回5mL，1日2回，30日分
- ビタミンC製剤は鉄吸収を高めるが，消化器症状を増強させる可能性があり，鉄剤との併用は推奨されない。
- 鉄吸収を阻害する多くの薬が知られているが，鉄剤と併用しても実際の貧血の回復にはほとんど影響がないという報告がある。
- 「鉄剤はお茶で飲んではいけない」という昔からの常識があるが，お茶の飲用による鉄吸収低下は臨床的には問題にならない[6]。

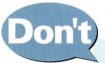

- 経口鉄剤をお茶で飲むことを禁じてはいけない！

- 経口鉄剤を開始して，悪心，嘔吐，腹痛，便通異常などの副作用があれば，すぐに中止してもらう。
- 経口鉄剤を服用する患者の2〜3割は，副作用のために服用を続けることが困難になる。このため，「鉄剤は飲みにくい薬」という認識が一般化している。

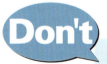

- 副作用のある経口鉄剤の服用を患者に強要してはいけない！

- 鉄剤がうまく使用できるかどうかが，鉄欠乏性貧血の治療の成否を決める。
- 経口鉄剤を開始して副作用が出たときは，図9ステップ④の「経口鉄剤の変更」，それでもダメなときは「静注鉄剤に変更」する。
- 鉄剤の副作用の程度は，鉄含有量に比例するので，フェロミア®顆粒 1回20mg，1日1回のように鉄含有量を減量するか，小児用のシロップ製剤であるインクレミン®1回5mL，1日1回の飲みやすい剤形に変更してみる。
- 鉄含有量の減量やインクレミン®への変更で，問題なく飲めることが多い。
- 現在の日本人が食事から摂取している鉄は7〜8mg/日であり，20mg/日に減量した鉄剤でも十分に有効である。

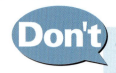
- 経口鉄剤で副作用が出たからといって，鉄剤の使用をあきらめてはいけない！（鉄含有量の減量，剤形の変更を試みよう）

- 経口鉄剤を変更しても100名中数名は，やはり副作用で服用できない．その場合は静注鉄剤を使用する．
- 実際の静注鉄剤の処方例は下記の通り．
  フェジン®40mgを10％ブドウ糖液20mLで稀釈し2分以上で静注
- 生食による静注鉄剤の稀釈も慣用的に行われているが，電解質との配合はコロイドを不安定にするので推奨されない．
- 生体は生理的な鉄の排泄機構をもたないので，静注鉄剤は過剰投与にならないように，あらかじめ総鉄必要量を計算してから使用する．
- 総鉄必要量 (mg) = 〔2.2 (16 − Hb) + 10〕× 体重 (kg) で計算される．
- たとえば，Hb 9g/dLで体重50kgなら，総鉄必要量＝〔2.2 (16 − 9) + 10〕× 50 = 1,270mgになる．1回40mgの投与なら約30回，1回120mgなら約10回である．

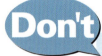
- 静注鉄剤を過剰投与してはいけない！

- 鉄剤を開始して特に問題なければ，通常6〜8週間で図9ステップ⑤の「ヘモグロビンの正常化」に至る．
- 鉄剤を使用しても貧血の改善が得られなければ，①鉄剤をきちんと服用していない，②鉄剤の効果を上回る鉄の損失がある，③鉄の吸収障害がある，④鉄欠乏性貧血の診断が誤っている，などが考えられる．
- ①は副作用で鉄剤が飲めていないことが多い．②は重大な疾患が存在していることを意味するが，原因として高度の過多月経が多い．③は稀であるが，ヘリコバクター・ピロリ感染との関連が報告されており，除菌療法が奏効する．④は意外に多い．二次性貧血やサラセミアを鉄欠乏性貧血と誤診されていることがある．

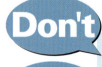
- 鉄剤開始後に貧血が順調に改善しなければ，原因を調べなければいけない！

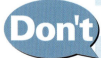
- 二次性貧血やサラセミアに鉄剤を使用してはいけない！

- 貧血が消失 (Hbが正常化) しても，鉄剤を中止してはいけない．

表8 鉄欠乏の重症度と検査所見

	重症鉄欠乏性貧血	軽症鉄欠乏性貧血	潜在性鉄欠乏症	正常
ヘモグロビン	↓↓	↓	正常	正常
MCV	↓↓	↓	正常	正常
血清鉄	↓↓	↓↓	正常	正常
フェリチン	↓↓	↓↓	↓	正常

- この段階はまだ潜在性鉄欠乏症の状態であり，体内鉄の約3割を占める貯蔵鉄は欠乏している（表8）。
- 図9ステップ⑥の「フェリチンの正常化」（基準値25～250ng/mL）まで，鉄剤は続ける必要がある。Hbの正常化からFRNの正常化までは，3～4カ月間を要する。

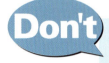

- 鉄剤で貧血が消失してもすぐに中止してはいけない！（FRNの正常化まで続ける）

- 図9ステップ⑥の「フェリチンの正常化」で鉄欠乏性貧血の治療が完了かというとそうではない。同ステップ⑦の「鉄剤中止後の再検」が残っている。
- 鉄剤中止数カ月後，少なくとも1年以内に血液の再検が必要である。再検することで鉄欠乏性貧血の再発がしばしば見つかる。
- 再発の原因の多くは過多月経である。過多月経に対する婦人科的な治療はしばしば困難なことがある。その場合は鉄剤を長期に継続せざるを得なくなる。

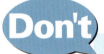

- 鉄剤でFRNが正常化しても数カ月後のフォローを忘れてはいけない！

患者説明の実際

「立ちくらみのことを脳貧血とよくいいますが，立ちくらみがあるからといって血液が貧血というわけではありません。貧血というのは血液の中の赤血球が少なくなることをいいます。たちくらみ（脳貧血）と貧血とは違います」。

- 「たちくらみ＝血液の貧血」の世間の常識（誤解）を放置してはいけない！

患者説明の実際

「赤血球は体中に酸素を運ぶ役割をしています。ですから，血液の中の赤血球が少なくなると体中が慢性の酸素不足になります。そのため貧血になると，疲れやすくなったり，階段を上がるときに息切れしたり心臓がドキドキするようになるのです」。
「今回の貧血の原因は鉄分不足ですから，鉄剤を使えば貧血はよくなります。貧血がな

くなれば今よりもずっと元気になれます」。
(異食症，氷かじりのある患者に)「鉄剤を使えば数日でその症状はなくなりますよ」。
「鉄欠乏性貧血には必ず原因があります。(女性なら)婦人科の病気があるかもしれないので婦人科に紹介しましょうか。(高齢者なら)胃や腸から出血しているかもしれないので内視鏡の検査をしましょう」。

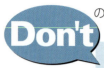
- 鉄欠乏性貧血の原因検索を忘れてはいけない！

患者説明の実際
「鉄欠乏性貧血は，食事療法だけではなかなかよくなりません。鉄剤を使うと数カ月で貧血はなくなりますが，体の中に十分な貯金の鉄分を取り込むのにはさらに数カ月は必要です。全体で半年くらいは続ける必要があります」。

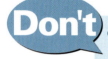
- 鉄剤は「Hbの正常化」で終了してはいけない！(貯蔵鉄を示すFRNが25ng/mL以上になるまで続ける)

患者説明の実際
「鉄剤を使うと便が黒くなりますが，それは薬のためですから心配いりません」
「鉄剤の副作用でお腹が痛くなったり，ムカついたり，便秘や下痢になることがときにあります。そのときは無理に飲まなくてもいいですよ。お薬を変えることで大丈夫なことが多いし，どうしてもダメなときは点滴にしましょう」。

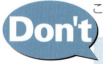
- 経口鉄剤の副作用とその対応の説明を忘れてはいけない！

患者説明の実際
(中年以上の年代には)「昔から『鉄剤はお茶で飲んではいけない』といわれていますが，それは昔の常識です。鉄剤をお茶で飲むと鉄の吸収は確かに少し低下しますが，貧血の改善の効果は水でもお茶でも変わらないんですよ」。

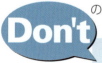
- 経口鉄剤をお茶で飲むことを禁じてはいけない！

2. 二次性貧血の治療

- 二次性貧血の治療は，貧血の原因になっている悪性腫瘍，感染症，肝疾患，腎疾患，内分泌疾患，膠原病，低栄養などの基礎疾患の治療が優先される。

- ただし腎性貧血だけは，基礎疾患の腎疾患を改善できなくてもエリスロポエチン製剤が有効である。

3. ビタミンB₁₂欠乏性貧血の治療・患者説明

- 悪性貧血はまったくの良性疾患であることをよく説明する。
- ずっと昔の悪性貧血は原因不明の死に至る疾患でまさに「悪性」の貧血だったが，現在の悪性貧血はビタミンB₁₂の補充療法で容易に改善するまったくの良性疾患である。
- ビタミンB₁₂欠乏性貧血（悪性貧血または胃切除後）に対するビタミンB₁₂の補充は，最初は集中的に行い，貧血消失後は2～3カ月ごとの維持療法を続ける。
- 原則はビタミンB₁₂製剤の注射薬を使用するが，経口薬でも有効である。
- 経口薬でも有効なのは，大量のビタミンB₁₂を経口投与すると内因子がなくても1％程度は吸収されるからである。
- 実際の処方例は下記の通り。
    メチコバール® 500μg筋注（最初は週1回で5～8回，その後は3カ月ごと）
    メチコバール® 1回500μg，1日3回，30日分
- 補充療法は生涯必要である。
- ビタミンB₁₂補充療法を開始すると，急激な造血が生じて鉄欠乏性貧血が合併することがしばしばある。その場合は鉄剤の補充が必要になる。

患者説明の実際

「悪性貧血は，悪性という名前がついていますがまったくの良性貧血です。ずっと昔は原因不明で亡くなっていたので悪性という名前が残っているだけです」。

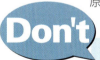

- 悪性貧血の「悪性」を患者に誤解させてはいけない！

患者説明の実際

「治療すると急激に元気になって貧血もなくなりますが，ビタミンB₁₂の補充をやめてしまうと元の木阿弥になります。食物のビタミンB₁₂を体に吸収できなくなる病気ですから，食べ物でビタミンB₁₂をいくらたくさん摂ってもだめなんです。ですから，ビタミンB₁₂の注射（または経口薬）はずっと続けないといけないんです」。

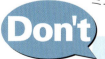

- ビタミンB₁₂欠乏性貧血の補充療法は途中でやめてはいけない！

例題9

> 31歳女性。Hb 10.8g/dL, MCV 79.4fL, FRN 3.6ng/mLの鉄欠乏性貧血あり。フェロ・グラデュメット®105mg/日を開始したが, ムカつきが強く薬が飲めなかった。

Q フェロ・グラデュメット®105mg/日が飲めないが, どう対応する？

A フェロミア®顆粒20mg/日やインクレミン®5mL/日を試してみる。

- 経口鉄剤で副作用が出ることは多いが,「鉄剤は副作用で飲めない」とあきらめてしまうことも実に多い。
- 上記Aのような鉄含有量の減量やインクレミン®に変更すれば, 問題なく飲めることが多い。
- 経口鉄剤をこのように工夫してもだめなら, 静注鉄剤を使用すればよい。

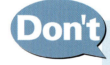

- 経口鉄剤で副作用が出たからといって, 鉄剤の使用をあきらめてはいけない！

例題10

> 31歳女性。鉄欠乏性貧血に対してインクレミン®10mL/日を2カ月続けたところ, Hbは10.8g/dLから12.7g/dLに改善した。

Q 鉄剤（インクレミン®）は中止してもよいか？

A No！ まだ中止してはいけない！

- Hbが正常化したばかりの段階は潜在性鉄欠乏症の状態であり, 体内鉄の約3割を占める貯蔵鉄はまだ欠乏している。
- 潜在性鉄欠乏症では, 全身倦怠感などの症状が出やすく, 貧血も容易に再発する。
- 貯蔵鉄を正常化させるためには, 鉄剤をさらに3～4カ月継続する必要がある。鉄剤の中止は, FRNが25ng/mL以上になるのを目安にする。

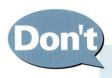
● 鉄剤は「Hbの正常化」で終了してはいけない！

例題11

> 47歳女性。フェロミア®50mg/日の服用で胃のムカつきがあり，インクレミン®5mL/日に変更した。しかしそれでも服用できず半年後に受診した。
> Hb 10.2g/dL，MCV 79.2fL，FRN 4.6ng/mL。

Q Hb 10.2g/dLの軽度の貧血だが，フェロミア®50mg/日もインクレミン®5mL/日も服用困難である。どう対応する？

A 静注鉄剤を使用する。

- 貧血は軽度だが，貯蔵鉄はFRNが12ng/mL以下と枯渇している。
- 貧血が軽度だからといって，簡単に鉄剤の治療をあきらめてはいけない。
- 経口鉄剤を工夫してもだめなら，静注鉄剤を使用すればよい。
- 本例では，フェジン®80mgを5%ブドウ糖液250mLに稀釈して点滴した。
- 総鉄必要量 (mg) ＝〔2.2 (16－Hb) ＋10〕×体重 (kg) ＝〔2.2 (16－10.2) ＋10〕×50＝1,138mgと計算され，計14回の予定とした。
- 仕事が忙しくて点滴1カ月後の再診となったが，「鉄剤の注射をしてびっくりしました。あの後，急に疲れなくなりました。でも2週間もするとまた疲れるようになってきました。麻薬が切れたみたいな感じです」と言われた。

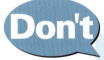
● 副作用のある経口鉄剤の服用を患者に強要してはいけない！

例題12

> 46歳女性。健康診断でFRNの低下を指摘されて受診。全身倦怠感がある。
> WBC 6,800/μL，Hb 13.9g/dL，MCV 82.7fL，Plt 38.3×10^4/μL，FRN 9.1 ng/mL。

Q Hbは13.9g/dLと正常だが，どう対応する？

A 潜在性鉄欠乏症の診断で鉄剤を使用する！

- Hbは13.9g/dLと正常でMCVも82.7fLと正球性だが，FRN 9.1ng/mL（基準値25〜250）は明らかに低値である。
- 貧血がなくても潜在性鉄欠乏症（FRN＜15ng/mL）があると，全身倦怠感などの症状を呈する。鉄剤を使用することでその症状は改善する。
- 本例ではフェロミア®50mg/日を開始した。
- 1カ月後，「鉄剤を使いはじめてから，頭がすっきりするようになりました。朝も起きやすくなりました。こんなにも違うものなのだとは思いませんでした」と言われた。Hbは14.1g/dL，FRNは19.7ng/mLだった。
- 4カ月後，Hb 15.6 g/dL，FRN 41.2ng/mLで鉄剤は中止した。
- 日本人女性の実に2割（月経のある年代では4割以上）の1,200万人に，本例のような潜在性鉄欠乏症がある（表9）と推定されている。
- 潜在性鉄欠乏症は医療者にもまだあまり認知されていない。そのため，全身倦怠感の原因疾患である潜在性鉄欠乏症はほとんどが放置されている。
- 鉄剤を使用することで今より元気になれる女性は非常に多いので，見つけて救って頂きたい。

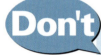

- 潜在性鉄欠乏症を放置してはいけない！

表9 鉄欠乏性貧血と潜在性鉄欠乏症（フェリチン＜15ng/mL）の日本人女性（再掲）

	全女性	月経のある女性
鉄欠乏性貧血	1割（600万人）	2割
潜在性鉄欠乏症	2割（1,200万人）	4割以上

例題13

66歳男性。食欲不振と易疲労感，Hb 8.5g/dL，MCV 122.6fLの高度大球性貧血を指摘され紹介受診。ビタミンB₁₂値が136pg/mL（基準値233〜914）と低下が認められ，悪性貧血と診断してビタミンB₁₂製剤を開始。
3カ月後，Hb 14.6g/dL，MCV 89.8fL。食欲不振と易疲労感はまったく消失した。

Q 自覚症状，貧血ともに消失したが治療は中止してもよいか？

A No！ ビタミンB₁₂製剤の補充療法は生涯必要である！

- 悪性貧血は，内因子欠乏が原因で食物からのビタミンB_{12}が吸収できなくなる疾患であり，この病態は改善できない。したがって，補充療法を続けないと，ビタミンB_{12}欠乏は容易に再発する。
- 自覚症状，貧血ともに消失した後も，2〜3カ月ごとの補充療法は生涯続ける必要がある。

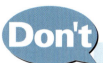

- 「ビタミンB_{12}欠乏性貧血のビタミンB_{12}補充は生涯」を忘れてはいけない！

引用文献

1) 厚生労働省，編：平成25年国民健康・栄養調査報告. 2015.
2) 岡田 定：貧血と隠れ貧血. Medical Note. 2017.（2018年1月閲覧）
https://medicalnote.jp/contents/160623-002-LU
3) Krayenbuehl PA, et al: Blood. 2011;118(12):3222-7.
4) 山城安啓，他：臨床血液. 2015;56(7):752-9.
5) 岡田 定：日本内科学会雑誌. 2010;99(6):1220-5.
6) 原田喫一：日本薬剤師会雑誌. 1996;38:1145-8.

参考文献

- 岡田 定：誰も教えてくれなかった血算の読み方・考え方. 医学書院. 2011.
- 岡田 定，他：Medicina. 2014;51(3).
- 宮崎 仁，編：血液疾患診療ナビ. 第2版. 南山堂. 2016.
- 岡田 定：見逃してはいけない血算. 日経BP社. 2016.
- 岡田 定：臨床検査技師のための血算の診かた. 医学書院. 2017.
- 岡田 定，編：jmedmook No.32 あなたも名医！ 貧血はこう診る. 日本医事新報社. 2014.

岡田　定

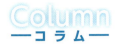

AIの進歩と未来の医療

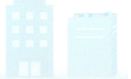

　人工知能（AI）やスーパーコンピュータ（スパコン）の進歩によって，今後の社会や医療が大きく変化するのは間違いない。問題はその変化の速さである。その速さはあなたが想像されているよりはずっと速いだろう。

　今後10年間の変化は過去10年間の変化の2倍ではない。なぜなら，AIやスパコンの進歩は，比例直線的ではなく指数関数的だからである。

　スパコンの性能は，毎年平均2倍で進歩するといわれる。10年後は10倍ではなく$2^{10}=1,024$倍になる。同様に計算すれば20年後は100万倍，30年後には10億倍をそれぞれ超える。最初の数年間はゆっくりでも，10年後以降は驚異的な進歩である。実際に，過去20年間の性能向上は50万倍であり，20年間の誤差は1年だけだったという。

　ヒトゲノムの1％の解析に7年間を要したときのことである。当時の科学者や評論家の多くは，100％の解析には700年間を要すると予測した。しかし，AIの世界的権威であるレイ・カーツワイル氏は7年間と予測した。そして実際に7年間で100％を達成した。解析方法が指数関数的に進歩したからである。毎年平均2倍で進歩すれば，$2^7=128$倍となり100％以上になる。

　集積回路に使われるトランジスタの数は1.5年ごとに倍増するという「ムーアの法則」がある。技術的能力は指数関数的に進歩するという「収穫加速の法則」もある。いずれも指数関数的進歩の法則である。

　AIが指数関数的に進歩した今から十数年後，今のあなたの想像を超えてAIは医療の現場で大きな役割を果たしているだろう。

　それでは十数年後，AIは医療現場でどのような役割を担っているだろうか。少なくとも，①画像や臨床検査の診断，②予後予測（疾病発症率，健康寿命，寿命），③治療法の選択の3つの分野で大きな役割を果たしているだろう。

　未来のAIは，臨床検査や画像を瞬時に自動診断しているだろう。臨床検査のひとつである血算を例に挙げてみる。数カ月続く白血球増加症を示す以下のような血算があったとする。

A：73歳男性。WBC 14,500/μL（骨髄球0.5%， 分葉核球80.0%， 好酸球0.5%， 好塩基球3.5%， リンパ球12.0%， 単球3.5%）, Hb 13.6g/dL, Plt 31.1×10⁴/μL。

B：57歳男性。WBC 13,300/μL（分葉核球54.5%， 好酸球2.5%， 好塩基球1.0%， リンパ球32.5%， 単球9.5%）, Hb 13.9g/dL, Plt 20.1×10⁴/μL。

AとBの血算の診断はおわかりだろうか。

未来のAIは，瞬時に以下のように診断するはずである。

「Aは，慢性の白血球増加であり，成熟好中球の増加，骨髄球の出現，好塩基球の増加を認めることから，80%の確率で慢性骨髄性白血病と診断します」。

「Bは，慢性の白血球増加であり，白血球分画は正常で赤血球・血小板も正常なことから，90%の確率で反応性白血球増加症と診断します。最も可能性が高い原因は喫煙です」。

このような血算の診断は，現状では専門医以外には難しい。しかし，血算と最終診断に関するビッグデータを与えられたAIには，容易なタスクだろう。

未来のAIは，患者の行動変容にも大きな力を発揮するに違いない。

たとえば，以下のような患者に対する生活指導である。

40歳男性。アルコール多飲，重喫煙があり，肥満症，高尿酸血症，糖尿病，脂肪肝，睡眠時無呼吸症候群などの問題を抱えている。

未来のAIには，生活習慣と疾患に関するビッグデータがインプットされている。AIは以下のような予後予測をするだろう。

「あなたが今の生活習慣を続ければ，10年以内に心筋梗塞を90%，脳梗塞を80%の確率で発症します。70%の確率で，その後の健康寿命は約10年，生存期間は約20年と予測されます」。

このような予後予測を突き付けられた患者は，「これは大変だ。酒は減らそう。禁煙もしなければ」となるかもしれない。

未来のAIは，患者ごとに最も適切な治療法を選択してくれるだろう。

たとえば，以下のような患者にどのような治療を行うか。

65歳女性。8年前に真性赤血球増加症と診断され，ヒドロキシウレア（ヒドロキシカルバミド）と少量アスピリンでコントロールされていたが，急性巨核芽球性白血病（染色体分析で−5，−7を含む複雑な異常あり）を発症した。

未来のAIなら，瞬時に数千万件の論文にアクセスして「報告されている治療の中では，A療法が最も適切です」と答えてくれるだろう。

　2016年，IBMが開発した医療用AIのワトソンが，東大医科学研究所の発表で話題になったことをご存じだろうか。ワトソンに血液腫瘍に関する2,000万件以上の研究論文と1,500万件の関連する治療薬の特許情報を学習させ，ある特異な遺伝子変異のある白血病の治療薬を検索させた。人手による解析手法では，適切な治療薬を確定するのに2週間は要するのに，ワトソンでは10分しかかからなかったという。

　未来のAIなら，腫瘍細胞の遺伝子変異だけでなく患者の症状や時系列の検査データも解析し，人には思いつかないような治療法も瞬時に見つけてくれるようになるのだろう。

岡田　定

第2章 白血球増加

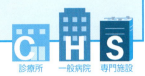
診療所　一般病院　専門施設

白血球増加の初期対応

- 白血球増加が30,000～50,000/μL以上と著明であれば，白血病の可能性が高い．すぐに専門施設（S）に紹介しよう（図1）．
- 白血球増加があれば，まず発熱など感染症を疑う症状・所見に注目しよう（図1）．
- 白血球増加があれば，白血球分画を必ずチェックしよう．成熟好中球（分葉核球や桿状核球）主体の増加なら，反応性好中球増加として対応しよう（図1）．
- 芽球主体の増加なら急性白血病である．すぐに専門施設（S）に紹介しよう（図1）．
- 「白血球高度増加＋貧血＋血小板減少」なら，急性白血病に典型的である．
- 白血球増加があるのに臨床症状や所見が乏しい場合も，やはり白血球分画に注目しよう（図1）．
- 原因不明の慢性の白血球増加で，赤血球や血小板に異常なく白血球分画が正常なら，喫煙や肥満が原因の反応性白血球増加を考えよう（図1）．
- 慢性の白血球増加で，成熟好中球の増加だけでなく好塩基球や骨髄球・後骨髄球の増加（貧血はあっても軽度，血小板は増加）があれば，慢性骨髄性白血病（chronic myelogenous leukemia；CML）を疑い，専門施設（S）に紹介しよう（図1）．

1．頻度の高い白血球増加

- 白血球増加の原因で圧倒的に頻度が高いのは，感染症に伴う好中球増加である（表1）．
- だからといって「白血球増加＝感染症」ではない．白血球増加をきたす疾患は感染症以外にも多い．
- また「好中球増加＝感染症」でもない．好中球増加をきたす疾患は感染症以外にも多い（表1）．

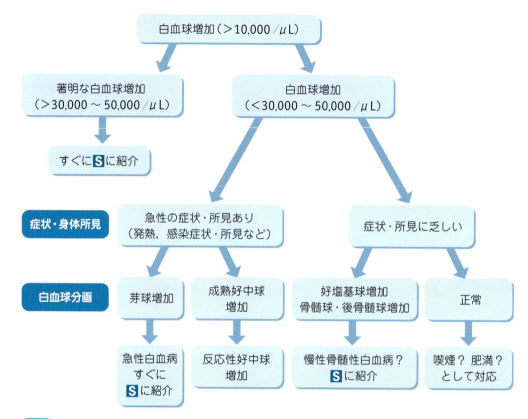

図1 白血球増加の主な初期対応

表1 好中球増加（好中球＞8,000/μL）の疾患

急性感染症 　**局所的感染症**（上気道炎，肺炎，髄膜炎，扁桃腺炎，腎盂腎炎，虫垂炎，膿瘍など） 　**全身性感染症**（敗血症など） 血管炎などの炎症性疾患 代謝性疾患 　尿毒症，アシドーシス，痛風発作など 中毒 　化学物質，薬剤 急性出血 急性溶血 造血器腫瘍 　1）骨髄増殖性腫瘍 　　慢性骨髄性白血病（CML），真性赤血球増加症，本態性血小板血症，原発性骨髄線維症，慢性好中球性白血病 　2）骨髄異形成/骨髄増殖性腫瘍 　　慢性骨髄単球性白血病 組織壊死 　急性心筋梗塞，肺梗塞，手術，腫瘍壊死，火傷，壊疽など 生理的 　**喫煙**，肥満，運動，精神的ストレス，興奮，月経，出産など 薬剤 　G-CSF，ステロイド，エピネフリン（アドレナリン）など

太字は頻度の高い疾患。

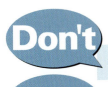
- 「白血球増加＝好中球増加＝感染症」と思い込んではいけない！

- 好中球増加の疾患は，感染症以外にも様々あることを忘れてはいけない！

2. 緊急性の見きわめと初期対応

- 「白血球増加が高度だからそれだけ緊急性が高い」わけではない。
- 緊急性が高いのは，白血球増加をきたす疾患のために全身状態が不良またはバイタルサインに異常（血圧低下，頻脈，高熱など）をきたしている場合である。
- そのような疾患には，① 成熟好中球が増加する敗血症や重症肺炎などの重症感染症や急性心筋梗塞，肺梗塞などと，② 芽球が増加する急性白血病がある。
- 感染症による反応性白血球増加は，白血球数が10,000〜20,000/μLのことが多い。
- 白血球数が著明に増加している場合（>30,000〜50,000/μL）は，感染症は稀であり，まず白血病を考える。白血病では，芽球が高度に増加している急性白血病か，成熟好中球主体に増加しているCMLが多い。

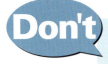
- 白血球数>30,000〜50,000/μLをみたら，白血病を疑うことを忘れてはいけない！

- 急性白血病の場合は，白血球増加に加えて貧血と血小板減少を伴うことが多い。「白血球高度増加＋貧血＋血小板減少≒急性白血病」である。
- これらの疾患を診療所で適切に対応するのは困難であり，速やかに対応可能な一般病院（H）や専門施設（S）に紹介する必要がある。

- 白血病（疑い）を診療所（C）で対応してはいけない！

3. 重篤性の見きわめと初期対応

- 「白血球増加が高度だからそれだけ重篤」ということではない。
- 白血球増加の重篤性は，白血球増加をきたす疾患によって決まる。
- 好中球増加による白血球増加は必ずしも重篤ではない。しかし，芽球増加による白血球増加は重篤である。急性白血病を意味するからである。
- 好中球増加をきたす重症感染症や心筋梗塞，肺梗塞は，治療が遅れれば重篤になる

- が，適切な治療が迅速に行われれば必ずしも重篤ではない。
- 慢性の白血球増加をきたす疾患で，一見重篤にみえなくて見逃されると重篤になる疾患にCMLがある。
- CMLでは，成熟好中球の増加だけでなく骨髄球や後骨髄球や好塩基球が増加することが多い。慢性期CMLには緊急性はないが，診断・治療が遅れれば重篤になる。CMLを疑えば，専門施設（ S ）に紹介しよう。

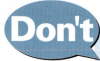

- 慢性の白血球増加で，全身状態良好なCMLを見逃してはいけない！

例題 1

> 37歳男性。1カ月前から前胸部違和感と全身倦怠感あり，診療所に独歩で受診。
> WBC 37,000/μL, Hb 8.9g/dL, Plt 2.9×10⁴/μL。

Q 高度の白血球増加，貧血，血小板減少があるが，初期対応は？

A 急性白血病を疑い，すぐに専門施設（ S ）に紹介する！

- 白血球（WBC）が37,000/μLと高度に増加し，ヘモグロビン（Hb）8.9g/dLの貧血，血小板数（Plt）2.9×10⁴/μLの血小板減少がある。「白血球高度増加＋貧血＋血小板減少」をみたら，まず急性白血病を考える。すぐに専門施設（ S ）に紹介する必要がある。
- 急性白血病では骨髄内で高度に増加した芽球により正常造血が抑制される。そのために，成熟好中球の減少，貧血，血小板減少が起こる。
- 本例の白血球分画は，骨髄球1.5％，成熟好中球0％，リンパ球3.0％，芽球95.5％であった。
- 骨髄検査により急性骨髄性白血病と診断された。
- 急性白血病は，高度好中球減少による重症感染症，高度貧血，高度血小板減少や播種性血管内凝固症候群（DIC）による出血で，診断・治療が遅れると容易に致命的になる。

- 「白血球高度増加＋貧血＋血小板減少≒急性白血病」を忘れてはいけない！

例題2

74歳男性。冠動脈バイパス術と大腸癌の手術歴があり，フォローされている。自覚症状なく全身状態良好だが，数カ月来，白血球増加が続く。
WBC 14,500/μL（骨髄球0.5%，分葉核球80.0%，好酸球0.5%，好塩基球3.5%，リンパ球12.0%，単球3.5%），Hb 13.6 g/dL，Plt 31.1×10⁴/μL。

Q 白血球14,500/μLの増加を認めるが，初期対応は？

A CMLを疑い，専門施設（**S**）に紹介する！

- 白血球増加の主体は成熟好中球の分葉核球80.0%だが，骨髄球が0.5%出現し，好塩基球が3.5%と増加している。
- 慢性的な成熟好中球の増加だけでなく，骨髄球・後骨髄球や好塩基球の増加をみたら，まず慢性期のCMLを疑う。専門施設（**S**）に紹介する必要がある。
- 本例ではその後も数カ月ごとに血算はチェックされていたが，骨髄球・後骨髄球の出現や好塩基球増加は見逃されており，約2年半後に急性転化を起こしてから専門施設（**S**）に紹介されることになった。
- 慢性期CMLは今では長期生存の可能性が高いが，急性転化期のCMLは今でも重篤で予後不良である。

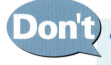

- 慢性の白血球増加，骨髄球・後骨髄球・好塩基球の増加をみたら，CMLを見逃してはいけない！

白血球増加の鑑別

- 白血球増加の鑑別には，まず白血球分画に注目して，どの白血球が増えているかをチェックしよう（図2）。
- 成熟好中球主体の増加をみたら，まず感染症などが原因の反応性白血球増加を考える。他の臨床症状・所見から原因疾患を診断しよう（図2）。
- 感染症以外の好中球が増加する疾患を見逃さないようにしよう（表1）。
- 急性のリンパ球増加をみたら，まずウイルス感染症を考えよう（図2）。

- 慢性のリンパ球増加をみたら，まず慢性リンパ性白血病 (chronic lymphocytic leukemia；CLL) を疑い，専門施設 (S) に紹介しよう (図2)。
- 慢性の経過で白血球分画が正常 (どの白血球も一様に増加) なら，まず喫煙や肥満が原因の反応性白血球増加を疑おう (図2)。
- ただし，慢性炎症疾患やCMLの否定が必要である。CMLが否定できなければ専門施設 (S) に紹介しよう (図2)。
- 成熟好中球だけでなく骨髄球・後骨髄球の出現や好塩基球増加があれば，慢性期のCMLを疑い，専門施設 (S) に紹介しよう (図2)。
- 白赤芽球症 (幼若好中球と赤芽球が出現) をみたら，癌の骨髄転移，造血器腫瘍，感染症などを疑おう (図2)。
- 芽球が20％以上に増加していれば，それだけで急性白血病である。すぐに専門施設 (S) に紹介しよう (図2)。
- 好酸球が増加していれば，まずアレルギー疾患を疑おう。原因として，特に薬剤や食品を疑おう。鑑別が困難であれば，専門施設 (S) に紹介しよう (図2)。
- 異型リンパ球が10％以上か1,000/μL以上に増加していれば，伝染性単核球症 (急性EBウイルス感染症) や急性サイトメガロウイルス (CMV) 感染症を疑おう (図2)。

白血球分画と鑑別疾患

- 正常の白血球分画は，多い順に成熟好中球 (分葉核球，桿状核球)，リンパ球，単球，好酸球，好塩基球の5種類である。

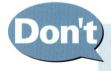

- 「末梢血の白血球は，好中球，リンパ球，単球，好酸球，好塩基球の5種類」を忘れてはいけない！

- 好中球は，骨髄で骨髄芽球⇒前骨髄球⇒骨髄球⇒後骨髄球と分化成熟し，末梢血でさらに桿状核球⇒分葉核球と分化成熟する (図3)。
- 末梢血の好中球は，正常では成熟好中球 (桿状核球と分葉核球) だけである。
- 末梢血に幼若好中球 (骨髄芽球，前骨髄球，骨髄球，後骨髄球) が出現していれば，骨髄に異常な病態がある。

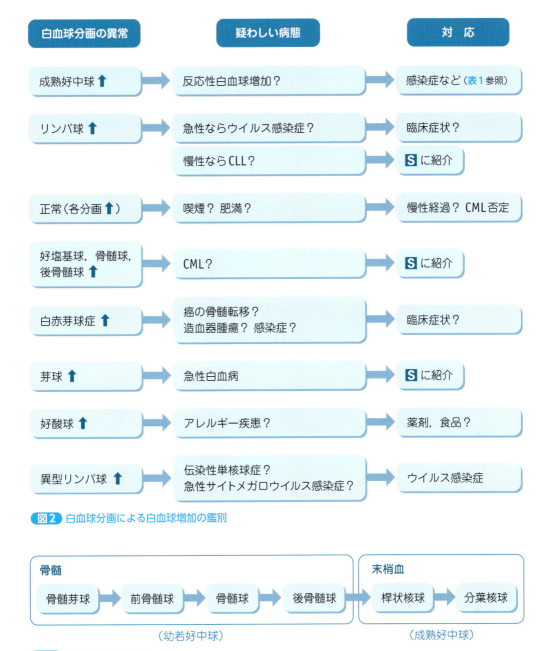

図2 白血球分画による白血球増加の鑑別

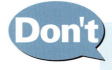

● 「末梢血での骨髄芽球，前骨髄球，骨髄球，後骨髄球の出現は異常」を忘れてはいけない！

● 慢性的に成熟好中球だけでなく骨髄球や後骨髄球が出現していれば，慢性期のCMLが疑われる。好塩基球増加があればなおさら疑わしい。

37

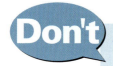
- 成熟好中球・骨髄球・後骨髄球・好塩基球の増加をみたら，CMLを見逃してはいけない！

- 他の異常な白血球分画には，異型リンパ球，形質細胞，白血病細胞，腫瘍細胞などがある。赤芽球は白血球ではないが，白血球分画としてカウントされる。
- 末梢血に幼若好中球と赤芽球が出現する現象を白赤芽球症という。癌の骨髄転移，白血病，骨髄異形成症候群，多発性骨髄腫，高度な溶血や出血，感染症（結核や骨髄炎），骨髄線維症など骨髄に重大な病態があることを示す（図4）。

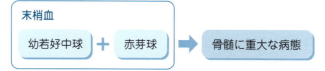

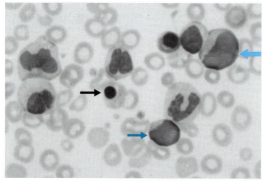

白赤芽球症（末梢血）。幼若好中球の骨髄芽球（→）・前骨髄球（←）と赤芽球（→）を認める。

図4 末梢血にみられた白赤芽球症
（カラー口絵参照）

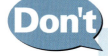
- 白赤芽球症という重大な病態を見逃してはいけない！

- 芽球が20％以上に増加していれば，それだけで急性白血病である。貧血，血小板減少を伴うことがほとんどである。
- 様々な疾患が好酸球増加をきたす（表2）。
- 好酸球増加だけで赤血球や血小板に異常がなければ，まず反応性の好酸球増加をきたしているアレルギー疾患を疑う（図5）。特に薬剤（生薬や漢方薬も）や健康食品によるアレルギーは見逃されやすい。
- 好酸球増加だけでなく高度の白血球増加，血小板増加や減少，貧血，血球形態異常などがあれば，骨髄増殖性腫瘍が疑われる（図5）。この場合は専門施設（ S ）に紹介しよう。

表2 好酸球増加（好酸球＞500/μl）をきたす疾患

アレルギー性疾患 　花粉症，アトピー性皮膚炎，気管支喘息，蕁麻疹，薬剤アレルギー，食品アレルギー，アレルギー性鼻炎，湿疹，好酸球性血管性浮腫 寄生虫疾患 　旋毛虫症，条虫症，回虫症，日本住血吸虫症，肺吸虫症，ジストマ症，アニサキス症，フィラリア症 皮膚疾患 　天疱瘡，類天疱瘡，乾癬，好酸球性膿疱 膠原病および血管炎 　多発性動脈炎，好酸球性多発血管炎性肉芽腫症（Churg-Strauss症候群），好酸球性筋膜炎，関節リウマチ 呼吸器疾患 　好酸球性肺炎（PIE症候群） 肉芽腫性疾患 　多発血管炎性肉芽腫症（Wegener肉芽腫症），サルコイドーシス，好酸球性肉芽腫症，木村（氏）病（軟部好酸球肉芽腫症） 消化器疾患 　好酸球性胃腸炎，潰瘍性大腸炎，クローン病，膵炎 内分泌疾患 　副腎機能不全，甲状腺機能亢進症 感染症 　猩紅熱，結核，ニューモシスチス肺炎 血液疾患 　慢性骨髄性白血病（CML），真性赤血球増加症，悪性リンパ腫，慢性好酸球性白血病（chronic eosinophilic leukemia；CEL） 悪性腫瘍 　肺癌，卵巣癌，転移を伴う悪性腫瘍 好酸球増加症候群（hypereosinophilic syndrome；HES） その他 　家族性，特発性，放射線照射，摘脾，血液透析

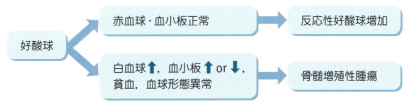

図5 好酸球増加をみたら

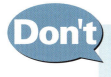

- 反応性好酸球増加（疑い）をみたら，薬剤や健康食品によるアレルギーを見逃してはいけない！

- 異型リンパ球（atypical lymphocyte；AL）は，腫瘍細胞ではなく反応性リンパ球である．異型リンパ球が数％なら通常のウイルス感染症，10％以上または1,000/μL以上なら伝染性単核球症や急性CMV感染症を疑う（図6）．

- ただし，異型リンパ球が増加をきたすウイルス感染症では，白血球増加をきたすことは少ない。

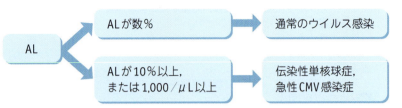

図6 異型リンパ球（AL）増加

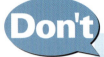

- 異型リンパ球をみて，患者に「白血病の疑いがあります」と安易に言ってはいけない！

例題3

60歳女性。1週間前から左腰痛，2日前から38℃台の発熱あり，診療所に受診。
WBC 13,300/μL, Hb 10.5g/dL, Plt 24.4×10⁴/μL, CRP 22.09mg/dL。

Q 白血球13,300/μLの増加を認めるが，考えられる疾患は？

A 女性で発熱，左腰痛があり，C反応性蛋白（CRP）高値も認めるため，まず腎盂腎炎を考える。

- 身体診察では左肋骨脊柱角（左CVA）に圧痛があり，検尿でも尿路感染症の所見を認め，急性腎盂腎炎と診断した。
- 白血球分画は，骨髄球0.5％，桿状核球6.0％，分葉核球79.0％，好塩基球0.5％，リンパ球8.0％，単球6.0％であった。成熟好中球主体の増加であり，反応性白血球増加と考えられる（図7）。

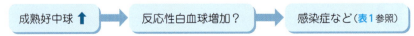

図7 成熟好中球の増加

例題4

> 69歳男性。5年前から白血球増加を指摘されていたという。
> WBC 12,000/μL（分葉核球20.5%，好酸球1.0%，リンパ球75.0%，単球3.5%），Hb 12.1g/dL，Plt 13.5×10⁴/μL。

Q 慢性の白血球増加があるが，最も疑われる疾患は？

A リンパ球が75.0%と増加しているが，慢性的なリンパ球増加が考えられ，CLLを疑う。

- 5年前からの白血球増加は，5年以上前からリンパ球増加が続いていたと考えられ，反応性増加ではなく腫瘍性増加が疑われる。
- CLLでは腫瘍性のリンパ球が増加するが，形態学的に正常リンパ球と区別ができず，正常リンパ球としてカウントされていることが少なくない。
- CLLを疑えば，専門施設（**S**）に紹介する必要がある（図8）。

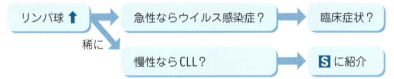

図8 リンパ球の増加

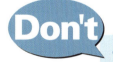

- 白血球分画をいつも意識することを忘れてはいけない！

例題5

> 57歳男性。5年前から毎年人間ドックで白血球増加を指摘されていた。
> WBC 13,300/μL（分葉核球54.5%，好酸球2.5%，リンパ球32.5%，単球9.5%），Hb 13.9 g/dL，Plt 20.1×10⁴/μL。

Q 白血球13,300/μLの増加を認めるが，考えられる疾患は？

A 白血球分画が正常の慢性的な白血球増加があると考えられ，まず喫煙による反応性白血球増加を考える。

- 5年以上前から白血球分画が正常の白血球増加が続いていると考えられ，Hb，Pltも正常であり，まず喫煙，次に肥満が原因の反応性白血球増加が疑われる[1]（図9）。
- もちろん，慢性炎症性疾患の存在を否定する必要がある（図9）。
- CMLなら白血球増加は進行性で，白血球分画に骨髄球・後骨髄球・好塩基球の増加を認めるので，CMLは否定的である。
- 本例は20本×30年間の喫煙歴があり，ビタミンB_{12}や好中球アルカリホスファターゼ（ALP）は正常であり，喫煙に伴う反応性白血球増加と診断した。
- 強く禁煙を勧め，禁煙に成功した。白血球は1年後には9,000/μL，2年後には8,500/μLと正常化した。

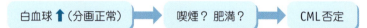

図9 分画正常の慢性の白血球増加

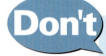

- 白血球分画正常の慢性的な白血球増加をみたら，喫煙を忘れてはいけない！

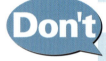

- 患者に喫煙習慣があれば，禁煙指導を忘れてはいけない！

例題6

> 75歳男性。冠動脈バイパス術後，フォローされている。全身状態良好。
> WBC 20,000/μL（骨髄球3.5％，後骨髄球1.0％，分葉核球77.0％，好酸球1.0％，好塩基球4.0％，リンパ球11.5％，単球2.0％），Hb 13.8g/dL，Plt 30.3×10^4/μL。

Q 白血球が20,000/μLの増加を認めるが，考えられる疾患は？

A 白血球分画で，分葉核球77.0％の増加だけでなく骨髄球・後骨髄球・好塩基球の増加も認めることから，CMLを考える。

- 冠動脈バイパス術後という視点だけで患者をみていると，血算の白血球増加をみても白血球分画に注目しない。そうするとCMLを見逃すことになる。
- CMLを疑ったら，あるいは否定できなければ，専門施設（**S**）に紹介しよう（図10）。

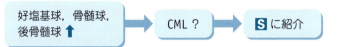

図10 好塩基球，骨髄球，後骨髄球の増加

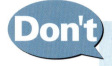

- CMLを少しでも疑ったら，専門施設（**S**）に紹介することを躊躇してはいけない！

例題7

> 55歳男性。1.5カ月前から増悪する腰痛と進行性の体重減少あり。WBC 13,200/μL（<u>赤芽球1/100WBC</u>，<u>骨髄球1.5%</u>，<u>後骨髄球3.0%</u>，桿状核球0.5%，分葉核球77.0%，好酸球2.0%，リンパ球12.5%，単球3.0%，<u>芽球0.5%</u>），Hb 13.3g/dL，MCV 78.8 fL，Plt 6.6×10^4/μL，CRP 4.59mg/dL。

Q 白血球が13,200/μLの増加を認めるが，疑われる疾患は？

A 芽球，骨髄球，後骨髄球などの幼若好中球と赤芽球が出現する「白赤芽球症」を認める。血小板減少もあることから骨髄の重大な病態を疑う。増悪する腰痛や体重減少もあることから，癌の骨髄転移を最も疑う。

- 白赤芽球症をみたときは，癌の骨髄転移，白血病，骨髄異形成症候群，多発性骨髄腫，高度な溶血や出血，感染症（結核や骨髄炎），骨髄線維症などを疑う（図11）。
- 本例では，まず癌の骨髄転移と多発性骨髄腫を疑った。
- 貧血がないことと進行性の体重減少があることから，骨髄腫よりも癌の骨髄転移を疑った。
- 精査により，胆嚢癌と胆嚢癌の骨髄転移と診断された。

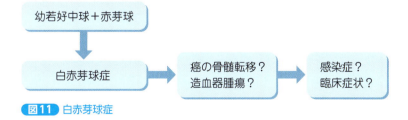

図11 白赤芽球症

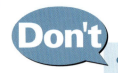
- 「白赤芽球症⇒癌の骨髄転移？」を忘れてはいけない！

例題8

> 33歳女性。人間ドックで軽度の白血球増加と好酸球増加を指摘された。自覚症状はない。
> WBC 9,300/μL（分葉核球34.5％，好酸球44.0％，好塩基球1.0％，リンパ球14.0％，単球6.5％），Hb 12.7 g/dL，Plt 22.0×10⁴/μL。

Q 白血球9,300/μLの増加があり，分画では好酸球が44.0％と増加している。最も疑われる疾患は？

A HbとPltは正常であり，まずアレルギー疾患を疑う。

- 好酸球増加による白血球増加だけで赤血球や血小板に異常がないので，腫瘍性疾患よりも反応性の好酸球増加を疑う（図12）。
- 反応性の好酸球増加をきたす疾患で最も多いのは，アレルギー疾患である（図12）。特に薬剤（生薬や漢方薬も）や健康食品に注意したい。
- 詳しい問診で，半年前から通販で特別な健康食品を摂取していたことが判明。その健康食品を中止してもらったところ，1カ月後には白血球と好酸球は完全に正常化した。

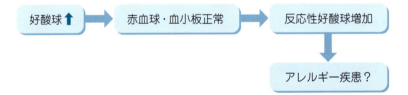

図12 好酸球の増加

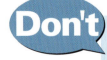
- 反応性好酸球増加（疑い）をみたら，薬剤や健康食品によるアレルギーを見逃してはいけない！

白血球増加の治療・患者説明

- 好中球増加による白血球増加なら，感染症などの原因疾患を治療しよう。
- 慢性的なリンパ球増加があればCLLを疑い，骨髄球・後骨髄球・好塩基球の増加があればCMLを疑うが，治療は専門施設（S）に任せよう。
- 白血球分画正常の慢性白血球増加があれば喫煙に伴う反応性白血球増加を考えるが，生活習慣病として対応が必要である。禁煙を指導しよう。
- 「白血球高度増加＋貧血＋血小板減少」があれば急性白血病を疑うが，すぐに専門施設（S）に紹介しよう。
- 好酸球増加の原因はアレルギー疾患が多いが，原因不明の反応性好酸球増加なら，薬剤や食品などの原因を突き止めよう。
- 好酸球増加だけでなく高度白血球増加，血小板増加や減少，貧血，血球形態異常があれば，骨髄増殖性腫瘍が疑われる。診断・治療は専門施設（S）に任せよう。
- 異型リンパ球は腫瘍細胞ではない。ウイルス感染症として対処するが，異型リンパ球の消失を確認しよう。

CML疑いの患者説明の実際

「血液検査から，CMLという白血病が疑われます。診断を確定するためには特別な検査が必要です。この白血病は，以前は治すことがとても困難でしたが，最近は画期的な飲み薬が出てきて，治る可能性が高くなりました。血液の専門医をご紹介しますから受診して下さい」。

- 「白血病であっても治る可能性が高い白血病」ということを強調しよう。

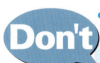

- CML（疑い）を，患者に「不治の病」のように説明してはいけない！

喫煙による白血球増加の患者説明の実際

「白血球増加の原因は白血病ではありません。原因はたばこです。でも原因が白血病ではなくたばこだからといって安心しないで下さい。あなたは気づいていませんが，白血球増加は『たばこをやめてくれ』という体の悲鳴なのです。たばこを続けると，ご存じのように癌になりやすくなります。心筋梗塞や脳梗塞などの動脈硬化性疾患にもなりやすくなります。さらに将来，慢性の肺疾患に苦しむことにもなります。今回がよい機会ですから，ぜひたばこをやめましょう。それだけでこれからのあなたの人生はまったく変わりますよ」。

- 禁煙を指導し，禁煙後の白血球増加の改善を確認して，禁煙が継続できるように励まそう。

- 禁煙を指導する情熱を失ってはいけない！

異型リンパ球の患者説明の実際

「異型リンパ球は白血病細胞ではありません。ほとんどはウイルス感染症に伴って反応性に出現するリンパ球です。ですからウイルス感染症が治まると，自然になくなります。ただし，稀に腫瘍細胞と区別できない異型リンパ球もありますから，ウイルス感染症が治ってから異型リンパ球が消えているかを調べましょう」。

- 異型リンパ球をみたからといって，白血病を疑ってすぐに専門医に紹介する必要はない。
- 異型リンパ球の原因になるウイルス感染症を疑う所見がないかをまず調べ，1〜2週間後に血液を再検しよう。
- 異型リンパ球が数週間以上消失しないようなら，専門施設（Ｓ）に紹介しよう。

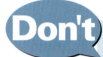

- 異型リンパ球をみて，患者に「白血病の疑いがあります」と安易に言ってはいけない！

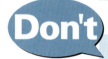

- 異型リンパ球の消失の確認を怠ってはいけない！

引用文献

1) Higuchi T, et al：Prev Med Rep. 2016；4：417-22.

参考文献

- 岡田 定：誰も教えてくれなかった血算の読み方・考え方. 医学書院, 2011.
- 岡田 定, 編：レジデントのための血液診療の鉄則. 医学書院, 2014.
- 岡田 定, 他：Medicina. 2014；51(3).
- 宮崎 仁, 編：血液疾患診療ナビ 第2版. 南山堂, 2016.
- 岡田 定：見逃してはいけない血算. 日経BP社, 2016.
- 岡田 定：臨床検査技師のための血算の診かた. 医学書院, 2017.

岡田　定

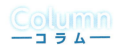
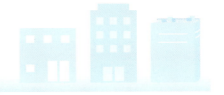

喫煙

　宿泊人間ドックを受診した28歳男性Ａさんには以下の問題があった。

> 肥満症，脂肪肝，肝障害，白血球増加症，肺囊胞。
> 飲酒：毎日ビール２本，喫煙：10年前から毎日60本，運動：ほとんどなし。

　最大の健康問題は，18歳から毎日60本もの喫煙を続けていることである。喫煙は様々な生活習慣の中で生命予後に最も悪影響を及ぼす。

　ただ当の本人は，喫煙は漠然と体によくないと思っているだけで，将来の自分の人生をまったく変えてしまうという自覚はまるでなかった。

　喫煙の怖さをまったく自覚していない前途有望な青年に，気を引き締めて禁煙指導をすることにした。

　「Ａさんにとって最も大きな健康問題は，たばこです」。

　「たばこは癌の原因になることは知っておられるでしょう。このままたばこを続ければ，高い確率で癌になりますよ。動脈硬化も一気に進んで，若くして心筋梗塞や脳梗塞にもなります。街で酸素を吸いながら歩いている人を見かけたことがあるでしょう。肺が悪くなってあのようになるんですよ」。

　「たばこは一般的には寿命を10年短くしますが，Ａさんの場合は１日60本ととても多いし，肥満症もあるので悪くすれば10年以内に，30歳代で心筋梗塞になるかもしれません。それで命を落とすことだってあるんですよ」。

　「胸部CTでみられた肺囊胞は，喫煙が原因で生じたもので，既に肺が傷みはじめている証拠なんです。白血球が多いのは，Ａさんは感じていないかもしれませんが，たばこによって体が悲鳴を上げているサインなんですよ」。

　「でも今から禁煙できれば，このプリントに書いてあるように，次々と体にいいことが起こりはじめます」（プリントを使って説明）。

　「禁煙できれば，今後のＡさんの人生は本当にまったく変わります。人間ドックを受けられたのは，今の健康状態をチェックし，もしも何か病気があれば，それを悪くなる前に治したいからでしょう。幸いに，今すぐ問題になるような病気は見つかりませんでした。でも，今回このドックを受診したことをきっかけに禁煙できれば，早期の肺癌が見つかって小さな手術で完全に治したり，早期の食道癌を見つけて内視鏡を

使って治癒させたケースと，同じ効果があるんですよ」。

「……」。

Ａさんはそれなりに禁煙しようという気になったようだった。最後に禁煙外来を紹介して人間ドックの結果説明を終えた。

どうか，Ａさんが禁煙に成功してくれますように。

岡田　定

第3章 白血球減少

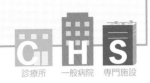
診療所　一般病院　専門施設

白血球減少の初期対応

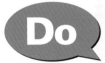

- 白血球減少が1,000/μL未満と高度なら，原因疾患が何であれ重症化しやすい．すぐに専門施設（S）に紹介しよう（図1）．
- 白血球減少が1,000〜3,500/μLの場合，まず発熱など感染症を疑う症状・所見に注目して，白血球分画をチェックしよう（図1）．
- 白血球分画では，好中球（桿状核球＋分葉核球）数をチェックし，芽球の出現，異型リンパ球に注目しよう（図1）．
  好中球数（/μL）＝白血球数（/μL）×（分葉核球＋桿状核球）分画（％）/100
- 好中球数が1,500/μL未満なら，好中球減少と判断しよう．
- 発熱があって好中球数が500/μL未満なら，好中球減少性発熱（febrile neutropenia；FN）として緊急の対応が必要である．すぐに対応可能な病院（H）や専門施設（S）に紹介しよう（図1）．
- 白血球分画に芽球が出現していれば，白血病や骨髄異形成症候群（MDS）の可能性がある．専門施設（S）に紹介しよう（図1）．
- 異型リンパ球が出現している場合は，まずはウイルス感染症を疑おう（図1）．
- 好中球数が200/μL未満なら，発熱などの症状がなくてもすぐに専門施設（S）に紹介しよう（図1）．
- 白血球減少だけでなく，高度の貧血や血小板減少を伴っていれば，造血器疾患の可能性が高い．専門施設（S）に紹介しよう（図1）．
- 白血球減少がリンパ球減少によることもある．リンパ球数が1,000/μL未満ならリンパ球減少と判断しよう．
- リンパ球減少なら，特にHIV感染症と結核に注意しよう．

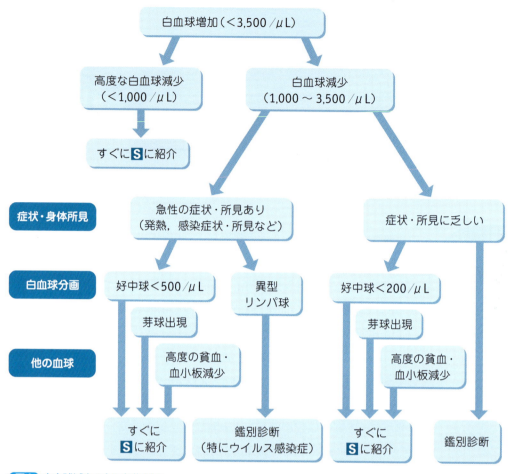

図1 白血球減少の主な初期対応

1. 頻度の高い白血球減少

- 白血球減少をきたす疾患のほとんどは好中球減少（<1,500/μL）をきたす疾患（**表1**）であり，一部がリンパ球減少（<1,000/μL）をきたす疾患（**表2**）である．
- 好中球減少をきたす疾患として圧倒的に多いのは，ウイルス感染症である．
- 重症感染症では一般的には白血球増加をきたすが，好中球減少をきたすこともある．その場合はきわめて重症な感染症や基礎に骨髄不全がある場合が多い．

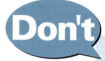

- 「重症感染症⇒白血球（好中球）減少」もあることを忘れてはいけない！

- 薬剤性の好中球減少も比較的多い．抗腫瘍薬が骨髄抑制により好中球減少をきたすのは当然だが，多くの薬剤が好中球減少をきたす原因になる．特に有名なのは抗甲状腺薬である．
- 鉄欠乏性貧血に軽度の好中球減少を合併することもあるが，見逃されやすい．

表1 好中球減少（＜1,500/μL）の主な疾患

急性感染症
　ウイルス感染症，重症感染症，腸チフス
薬剤性
　抗腫瘍薬，抗甲状腺薬，**その他**
自己免疫疾患
　SLE，Felty症候群
血液疾患
　鉄欠乏性貧血，再生不良性貧血，骨髄異形成症候群（MDS），急性白血病，巨赤芽球性貧血
脾機能亢進症
　肝硬変，特発性門脈圧亢進症
その他
　慢性特発性好中球減少症，周期性好中球減少症，銅欠乏症など

表2 リンパ球減少（リンパ球＜1,000/μL）の主な疾患

感染症
　HIV感染症，結核
造血器疾患
　再生不良性貧血，ホジキンリンパ腫
薬剤性
　抗腫瘍薬，ステロイド，免疫抑制薬
その他
　放射線照射，SLE

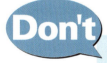

- 薬剤の副作用に，好中球（血球）減少も忘れてはいけない！

- リンパ球減少（＜1,000/μL）をみたら，HIV感染症と結核を見逃さないようにしよう。
- 抗腫瘍薬だけでなくステロイドや免疫抑制薬でも，リンパ球減少をきたすことを知っておこう。
- リンパ球減少が全身性エリテマトーデス（SLE）の診断のきっかけになることもある。

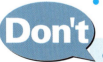

- リンパ球減少の鑑別疾患に，HIV感染症と結核を忘れてはいけない！

第3章 ● 白血球減少

2. 緊急性の見きわめと初期対応

- 白血球減少，特に好中球減少が高度であれば，それだけ緊急性は高い。
- したがって白血球減少をみたら，必ず好中球数を計算しよう。
  好中球数（/μL）＝白血球数（/μL）×（桿状核球＋分葉核球）分画（％）/100
- 好中球数が1,500/μL未満なら好中球減少と判断するが，1,000/μL以上なら緊急性は低い。
- 逆に好中球数が500/μL未満で発熱があれば，medical emergencyである。好中球減少性発熱（FN）と呼ばれる。
- 正確には，FNとは「好中球数が500/μL未満（あるいは1,000/μL未満で500/μL未満になる可能性あり）に減少したときの発熱（腋窩温で37.5℃以上，口腔温なら38.0℃以上）で，非感染性の原因が除外できる場合」をいう。
- FNを放置すると，半日～数日で敗血症性ショックや多臓器不全で致命的になることがある。すぐに対応可能な病院（H）や専門施設（S）に紹介しよう。
- 好中球数が200/μL未満の高度低下なら，発熱がなくて全身状態がよくても容易にFNをきたす。すぐに専門施設（S）に紹介しよう。

- 白血球減少をみたら，好中球数のカウントを忘れない！

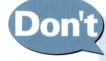

- 「発熱＋好中球数＜500/μL」のときは，専門施設（S）に紹介するのを躊躇してはいけない！

3. 重篤性の見きわめと初期対応

- 「白血球減少が高度だからそれだけ重篤」とは限らない。
- 白血球減少をきたした原因疾患によって重篤性は決まる。
- ほとんどのウイルス感染症や鉄欠乏性貧血による好中球減少は重篤ではない。
- 非専門医がみることは少ないが，治療抵抗性のMDSや急性白血病に対する抗癌薬治療による高度の好中球減少は，非常に重篤である。
- HIVのウイルス感染症であるエイズは，適切な治療が行われないと容易に重症感染症に陥る。
- 結核もリンパ球減少をきたすが，その場合は重篤なことが多い。

例題 1

> 45歳男性。健康診断で白血球減少を指摘された。軽度の鼻水がある。
> WBC 1,700/μL（桿状核球1.5％，分葉核球39.5％，好酸球9.0％，好塩基球2.0％，リンパ球29.5％，単球17.0％，異型リンパ球1.5％），Hb 15.0g/dL，Plt 8.1×10⁴/μL。

Q 白血球1,700/μLの減少があるが，初期対応は？

A まずウイルス感染症を疑い，血算を再検する！

- 白血球（WBC）が1,700/μLと減少し，好中球数は「1,700×（1.5＋39.5）/100＝697/μL」と，かなり減少している。
- 鼻水の症状や異型リンパ球の出現はウイルス感染症を疑う。血小板（Plt）減少もウイルス感染症として矛盾しない。
- しかし，再生不良性貧血，MDS，急性白血病も否定はできない。
- 健診後4日目に血算を再検すると，「WBC 3,300/μL（分葉核球58.5％，好酸球3.5％，リンパ球28.5％，単球9.5％），Hb（ヘモグロビン）14.9g/dL，Plt 12.6×10⁴/μL」と，ほぼ正常化していた。ウイルス感染症が原因の白血球減少だったと診断した。

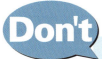

- 好中球減少で風邪が疑われても，血算の正常化の確認を怠らない！

例題 2

> 63歳女性。軽症の再生不良性貧血と診断されている。旅先で3日前から咳嗽，喀痰，発熱があり，当日から呼吸困難が出現して，緊急入院となった。
> WBC 200/μL（骨髄球2.0％，後骨髄球2.0％，桿状核球2.0％，分葉核球14.0％，リンパ球77.0％，単球3.0％），Hb 11.2 g/dL，Plt 11.4×10⁴/μL。

Q 白血球200/μLの高度の白血球減少を認めるが，初期対応は？

A 高度白血球（好中球）減少と発熱があり，敗血症や重症肺炎を疑い緊急対応する！

- 好中球数は「200×(2.0＋14.0)/100＝32/μL」と著明に減少している。しかも発熱，呼吸器症状がある。敗血症や重症肺炎として緊急対応しなければ，半日〜数日以内に致命的となる。
- 胸部X線では，図2のように明らかな肺炎像を認めた。

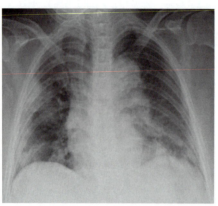

図2 胸部X線
右の中下肺野の外側，左の下肺野に浸潤影を認める。

- 感染症があると通常，白血球（好中球）は増加するが，非常に重症な感染症や基礎に骨髄不全（本例では再生不良性貧血）があると，高度の白血球減少（好中球減少）をきたす。
- 本例では入院後すぐに血液培養を含めた各種培養を提出し，セフェピム（マキシピーム®），G-CSF（グラン®）投与を開始した。幸い，肺炎は急速に改善した。
- 入院20日後には，「WBC 2,100/μL，Hb 11.2g/dL，Plt 24.4×10⁴/μL」と，以前のレベルにまで回復した。

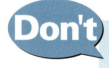

- 「高度白血球（好中球）減少＋発熱」は，一刻を争うことを忘れてはいけない！

白血球減少の鑑別

- 白血球減少の鑑別には，まず白血球分画に注目しよう．どの白血球分画が減少しているか，異常な血球が出ていないかをチェックしよう．
- 好中球が減少していて異型リンパ球（図3）があれば，まずウイルス感染症を考えよう（図4）．
- 異型リンパ球は腫瘍性細胞ではなく反応性リンパ球である．ウイルス感染症の改善後に異型リンパ球の消失を確認しよう（図5）．
- 好中球減少以外に白血球分画に異常がなく，新たな薬剤使用歴があれば，薬剤性を疑おう（図4）．
- 好中球減少と小球性貧血があれば，鉄欠乏性貧血を考えよう（図4）．
- 「好中球減少（白血球減少）＋貧血＋血小板減少（汎血球減少）」があれば，まず肝硬変，再生不良性貧血，MDSなどを鑑別しよう（図4，第5章も参照）．
- 汎血球減少があり芽球が出現していれば，MDSか急性白血病を考えよう（図4）．専門施設（S）に紹介しよう．
- 高度の好中球減少（白血球減少）があり感染症状があれば，基礎に骨髄不全のある重症感染症を疑おう（図4）．
- 臨床症状に乏しくて慢性的な好中球減少があれば，慢性特発性好中球減少症を疑おう（図4）．
- リンパ球減少があれば，HIV感染症や結核を鑑別しよう．新たな薬剤使用歴があれば，薬剤性も疑おう（図4）．

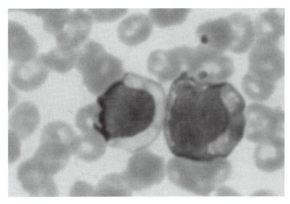

図3 正常リンパ球（左）と異型リンパ球（右）
（カラー口絵参照）

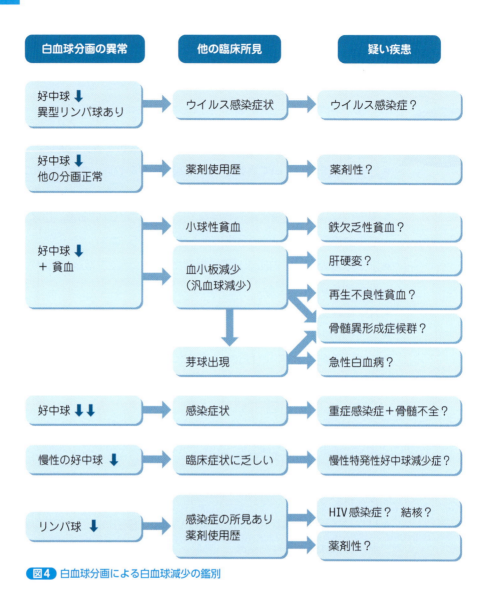

図4 白血球分画による白血球減少の鑑別

白血球分画と鑑別疾患

- 正常の白血球分画は，多い順に好中球（分葉核球，桿状核球），リンパ球，単球，好酸球，好塩基球の5種類である。

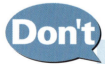

- 「好中球＞リンパ球＞単球＞好酸球＞好塩基球」を忘れてはいけない！

- 白血球減少をきたす疾患のほとんどは好中球減少をきたす疾患（表1）であり，一部がリンパ球減少をきたす疾患（表2）である。
- 好中球減少をきたす疾患として圧倒的に多いのは，ウイルス感染症である。
- 好中球減少があり異型リンパ球が出現していれば，ほとんどがウイルス感染症であ

る(図5)。上気道炎や胃腸炎を疑う症状・所見を伴うことが多い。
- 稀に腫瘍細胞と区別できない異型リンパ球もある。異型リンパ球はウイルス感染症の改善後に消失するが，腫瘍細胞は消失しない(図5)。
- 異型リンパ球は，ウイルス感染症以外に重症感染症，自己免疫性疾患，薬剤性などでもみられる。

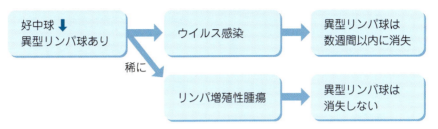

図5 「好中球減少＋異型リンパ球」の鑑別

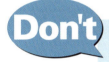
- 異型リンパ球をみて，すぐに「白血病の疑いがあります」と言ってはいけない！

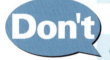
- 異型リンパ球をみたら，その消失を確認することを怠らない！

- 好中球減少以外には白血球分画に異常がなく，新たな薬剤使用歴があれば，薬剤性が疑われる。薬剤の重要度と好中球減少の重症度を考慮して，薬剤の中止を検討する。薬剤性であれば，薬剤の中止で好中球減少は改善する。
- 好中球減少だけでなく貧血があれば，小球性貧血なら鉄欠乏性貧血が原因のことがある(図6)。その場合は，鉄剤により貧血も好中球減少も改善する。
- 好中球減少(白血球減少)だけでなく貧血，血小板減少があれば，汎血球減少として鑑別する(図6，第5章も参照)。
- 汎血球減少をきたす疾患として比較的多いのは，肝硬変，再生不良性貧血，MDSであり，見逃してはいけないのは急性白血病である。
- 肝硬変の汎血球減少は，慢性の経過で血小板減少が主である。白血球分画は正常である(白血球減少は好中球主体の減少ではない)。
- 再生不良性貧血とMDSによる汎血球減少は，月〜年の単位で進行する。血球の形態異常や芽球出現があればMDSを考える。いずれの疾患を疑っても，専門施設(S)に紹介しよう。
- 汎血球減少をきたす疾患の中で最も緊急性が高くて重篤な疾患は，急性白血病，特に急性前骨髄球性白血病(acute promyelocytic leukemia；APL)である。高度

な汎血球減少症で播種性血管内凝固症候群（DIC）を伴っていることが多い．緊急で専門施設（S）に紹介しよう．

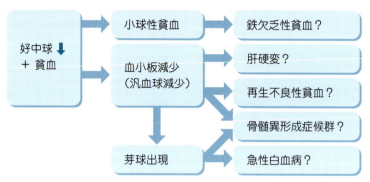

図6 「好中球減少＋貧血」の鑑別

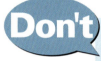
- 「慢性経過の白血球減少＋血小板減少」をみたら，肝硬変を見逃してはいけない！

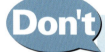
- 慢性進行性の汎血球減少症をみたら，専門施設（S）に紹介することを躊躇しない！

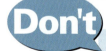
- 汎血球減少の原因に，急性白血病（特にAPL）があるのを忘れてはいけない！

- 高度な好中球減少がみられ，急な経過で感染症状を伴っていれば，非常に重症な感染症が疑われる．感染症があると通常，白血球（好中球）は増加するが，非常に重症な感染症や基礎に骨髄不全があると，逆に高度の白血球減少（好中球減少）をきたすことがある（図7）．

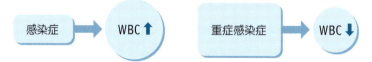

図7 感染症と白血球数

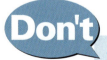
- 「重症感染症⇒白血球（好中球）減少」もあることを忘れてはいけない！

- 臨床症状に乏しく慢性の軽度の好中球減少なら，特発性好中球減少症が疑われる．

進行性でなければ経過観察だけでよいことが多い。
- 白血球減少の原因は，稀にリンパ球減少によることがある（表2）。
- リンパ球減少で比較的見逃されやすいのは，HIV感染症と結核である。

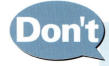

- 感染症でリンパ球減少をみたときに，HIV感染症と結核を忘れてはいけない！

例題3

> 37歳女性。4日前から38℃台の発熱あり診療所を受診。前腕と下肢に淡い紅斑がある。
> WBC 2,500/μL（好中球13.5%，好酸球5.5%，好塩基球2.0%，リンパ球62.0%，単球9.5%，異型リンパ球7.5%），Hb 11.7g/dL，Plt 15.8×10⁴/μL，CRP 0.18mg/dL。

Q 白血球2,500/μLの減少を認めるが，考えられる疾患は？

A 発熱，白血球（好中球）減少，異型リンパ球より，ウイルス感染症を疑う。

- 好中球数は「2,500×13.5/100 = 337.5→338/μL」と，高度の減少がある。
- 「発熱，異型リンパ球7.5%，C反応性蛋白（CRP）正常」からはウイルス感染症を疑うが，通常の風邪にしては，好中球338/μLは高度の減少である。
- 四肢に淡い紅斑があるが，よく尋ねると8歳の娘も発疹が2週間前から下肢にあり，数日前から顔に広がったという。
- ウイルス感染症疑い，四肢の淡い紅斑，先行する娘の発疹より，伝染性紅斑（ヒトパルボウイルス感染症，リンゴ病）を疑った。
- ヒトパルボウイルスB19（PVB19）IgM抗体は陽性であり，Epstein-Barrウイルス（EBV）やサイトメガロウイルス（CMV）のウイルス抗体価は既感染パターンであった。
- 伝染性紅斑と診断し，対症療法で経過観察した。数週間後には白血球（好中球）減少は正常化した。
- 異型リンパ球が数%なら通常のウイルス感染症，10%以上または1,000/μL以上なら，伝染性単核球症（急性EBV感染症）や急性CMV感染症を疑う。

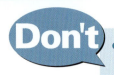

● 「ウイルス感染症？＋好中球減少＋淡い紅斑」なら，伝染性紅斑を見逃さない！

例題4

> 30歳。男性同性愛者。1週間前から水様便と38℃台の発熱あり。
> WBC 1,700/μL（好中球51.0％，好酸球0.5％，好塩基球0.5％，リンパ球43.0％，単球3.0％，異型リンパ球2.0％），Hb 14.8g/dL，Plt 5.7×10⁴/μL，CRP 0.36mg/dL。

Q 白血球1,700/μLの減少を認めるが，見逃してはいけない疾患は？

A 男性同性愛者，下痢，発熱，好中球とリンパ球の減少，血小板減少より，急性HIV感染症を疑う。

- 好中球数は「1,700×51.0/100＝867/μL（＜1,500/μL）」と減少し，リンパ球数も「1,700×43.0/100＝731/μL（＜1,000/μL）」と減少している。
- 下痢や発熱があり異型リンパ球が出現し，CRPはごく軽度の増加であり，ウイルス感染症が疑われる。
- 好中球減少とリンパ球減少，血小板減少は，ウイルス感染症の中でも急性HIV感染症を疑わせる。男性同性愛者であれば，そのリスクは高い。
- HIV抗体陰性で，HIV-RNA抗体強陽性であり，急性HIV感染症と診断した。
- 急性HIV感染症は大変見逃しやすい疾患である。通常のウイルス感染症よりも重篤であり，比較的高度の白血球減少，血小板減少をきたしやすい。

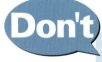

● 「ウイルス感染症？＋血球減少高度」なら，急性HIV感染症を見逃さない！

例題5

> 32歳女性。中学生の頃から貧血あり，最近疲れやすくなり診療所を受診。
> WBC 2,800/μL，Hb 6.5g/dL，MCV 60.6fL，Plt 22.7×10⁴/μL。

Q 白血球2,800/μLの減少を認めるが，疑われる疾患は？

A 32歳女性の小球性貧血から鉄欠乏性貧血を疑う。

- Hbは6.5g/dLとかなりの貧血がある。平均赤血球容積（MCV）は60.6fL（< 80fL）と小球性であり，鉄欠乏性貧血が疑われる。
- 白血球2,800/μLと軽度減少しているが，鉄欠乏性貧血が原因の可能性がある。
- 鉄剤の治療により，貧血の回復とともに白血球減少も徐々に改善し，4カ月後には白血球5,900/μL，Hb 14.2g/dLと正常化した。

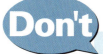

- 鉄欠乏性貧血が好中球減少の原因になることを忘れない！

例題6

> 71歳女性。健診で数年来の白血球減少と血小板減少を指摘された。
> WBC 3,100/μL（好中球52.2％，好酸球1.5％，好塩基球0.2％，リンパ球36.6％，単球9.5％），Hb 12.7g/dL，Plt 5.2×10^4/μL，軽度の肝機能障害。

Q 白血球3,100/μLの軽度減少と血小板5.2×10^4/μLの中等度減少を認めるが，疑われる疾患は？

A 骨髄疾患よりも，肝疾患に伴う脾機能亢進症を疑う。

- 慢性の軽度の白血球減少と中等度の血小板減少で白血球分画に異常がなく，肝機能障害があることから，骨髄疾患よりも脾機能亢進症をきたす肝疾患を疑った（図8）。
- 骨髄疾患である再生不良性貧血やMDSなら，白血球減少は好中球主体の減少が多く，貧血を伴うことが多い。
- 血球に形態異常があれば，MDSが疑われる。
- 本例では腹部CT（図9）で肝硬変の典型的な所見があり肝硬変と診断した。白血球減少と血小板減少は，肝硬変に伴う脾機能亢進症が原因だと考えた（図8）。

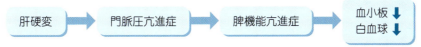

図8 肝硬変と血球減少

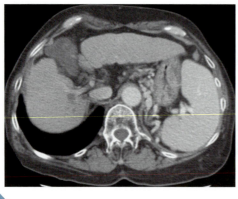

図9 腹部CT
肝表面の不整，肝左葉の腫大と右葉の萎縮，側副血行路の発達，脾腫がある。

- 「白血球減少（白血球分画正常）＋血小板減少」なら，肝硬変を見逃さない！

例題7

> 83歳女性。30年前から糖尿病，10年前に心筋梗塞，6年前に乳癌の既往あり。2週間前から微熱が続き，抗菌薬で改善しない肺炎があり，入院となった。WBC 3,300/μL（骨髄球0.5%，桿状核球1.0%，分葉核球80.0%，リンパ球13.5%，単球5.0%），Hb 9.9g/dL，MCV 92.3fL，Plt 9.7×10^4/μL，CRP 5.95 mg/dL。

Q 白血球が3,300/μLの減少を認めるが，見逃してはいけない疾患は？

A 高齢者，免疫不全，抗菌薬が効かない肺炎，リンパ球減少より，結核を疑う。

- 白血球は3,300/μLと軽度減少しているが，好中球（桿状核球，分葉核球）は「3,300×(1＋80)/100＝2,673/μL」と保たれ，リンパ球は「3,300×13.5/100＝445.5→446/μL（＜1,000/μL）」と明らかに減少している。
- 高齢者，免疫不全，抗菌薬が効かない肺炎などからも結核が疑われるが，リンパ球減少はその疑いをさらに強くする。
- 骨髄生検で，中心壊死を伴う類上皮肉芽腫を多数認め，Langhans巨細胞も認めた。抗酸菌も検出され，粟粒結核と診断した。

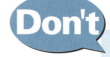

- 感染症でリンパ球減少なら，結核を見逃してはいけない！

白血球減少の治療・患者説明

- 「感染症状＋好中球軽度減少＋異型リンパ球」ならまずウイルス感染症を考えるが，対症療法で経過をみて，血算の正常化を確認しよう。
- 異型リンパ球をみて，最初から「白血病の可能性があります」と説明するのは患者に大きな不安を与えるのでやめよう。
- 「高度好中球減少＋発熱 (FN)」は，半日〜数日以内に重症化することが多く，対応可能な病院（ H ）や専門施設（ S ）にすぐに紹介しよう。
- FNに対しては，低リスクの場合は経口抗菌薬での治療も可能だが，好中球減少が高度の場合はその限りではない。すぐに血液培養をして経静脈的に広域の抗菌薬治療を開始しよう。感染のfocusと起炎菌の検索も必要である。
- 具体的な抗菌薬としては，①セフェピム1回2gを12時間ごとに静注，②メロペネム1回1gを8時間ごとに静注，③ゾシン®1回4.5gを6時間ごとに静注などがある。

「好中球軽度減少＋異型リンパ球」の患者説明の実際

「白血球が少なくなっていますが，いくつか種類のある白血球の中で好中球と呼ばれる白血球が減っています。好中球はばい菌をやっつけるうえで最も大切な白血球です。幸いに好中球の減少は軽度ですから，心配はいりません。異型リンパ球と呼ばれる少し変わったリンパ球も出ていますから，何らかのウイルス感染症が一番考えられます。ほとんどの場合，ウイルス感染症が治ると異型リンパ球も消えてしまいます。症状が治ってから異型リンパ球が消えていることを確認しましょう」。

- 「異型リンパ球」が稀にリンパ増殖性腫瘍細胞のこともあるが，異型リンパ球だけですぐに専門医に紹介する必要はない。
- 異型リンパ球の原因になるウイルス感染症がないかをまず調べ，1〜2週間後に血算を再検して異型リンパ球の消失を確認しよう。

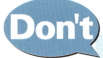

- 異型リンパ球をみて，すぐに「白血病の疑いがあります」と言ってはいけない！

「高度好中球減少＋発熱 (FN)」の患者説明の実際

「ばい菌を攻撃してくれる白血球である好中球が，すごく減っています。熱も出ていますから，血液の中などでばい菌が増えるような感染症が起こっていると思います。感

染に対する抵抗力がとても落ちていますから，このまま放置していると感染症が一気に重症になって，命にかかわります．すぐに抗菌薬を開始して，感染症が悪くなるのを食い止める必要があります」．

- FNのすべてがmedical emergencyとは限らないが，FNは発熱をきたす5大内科緊急疾患（① FN，② 敗血症性ショック，③ 急性細菌性髄膜炎，④ 腹膜透析腹膜炎，⑤ 呼吸困難の強い急性肺炎）の筆頭である．

- FNを甘く見てはいけない！

参考文献

- 高見昭良：臨床血液．2011;52(10):1423-31．
- 岡田 定：誰も教えてくれなかった血算の読み方・考え方．医学書院，2011．
- 岡田 定, 編：レジデントのための血液診療の鉄則．医学書院，2014．
- 岡田 定, 他：Medicina. 2014; 51(3)．
- 宮崎 仁, 編：血液疾患診療ナビ 第2版．南山堂，2016．
- 岡田 定：見逃してはいけない血算．日経BP社，2016．
- 岡田 定：臨床検査技師のための血算の診かた．医学書院，2017．

岡田　定

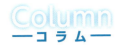

孫わやさしい

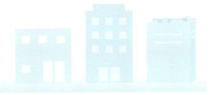

　宿泊人間ドックを受診した82歳男性である。

　経時的な検査データ（下表）をみると，HbA1cが2年前6.7％，昨年10.1％，今年9.5％と昨年から急に悪くなっている。LDLコレステロールも中性脂肪も同様である。体重は3年前75.9kgから今年64.1kgと順調に改善している。

　本人は糖尿病を心配して食事にはとても気をつけているという。体調は必ずしも悪くはないが，夜間の尿の回数が増えたとのこと。

	基準値	3年前	2年前	昨年	今年
HbA1c [NGSP]	4.6〜6.2 %	6.9	6.7	10.1*	9.5*
LDL-Chol	90〜132 mg/dL	128	127	148	160
HDL-Chol	25〜70 mg/dL	64	46	46	46
TG	30〜180 mg/dL	62	125	213	454
体重（kg）		75.9	70.4	68.5	64.1

　糖尿病に対して食事に気をつけて体重は減ったが，糖尿病，脂質異常症は悪くなり夜間頻尿になっている。いったいどういうことだろう。

　「食事はどのように気をつけていますか」と尋ねると，2年前から"孫わやさしい"（まごわやさしい：豆，ゴマ，ワカメ，野菜，魚，シイタケ，イモ）を実践しているという。なんでもインドの伝統医学アーユルヴェーダが勧めていると。

　豆，ゴマ，ワカメ，野菜，魚，シイタケ，イモ。確かに，どれも健康的な食べ物である。ただ，糖質の「イモ」が気になる。

　「お芋をたくさん食べているわけではないですよね」。

　「いやあ，お腹が空くから，ジャガイモを前の5〜6倍は食べるようになりました。糖尿病が悪くなったのはイモが原因でしょうか」とケロリと言われた。

　ほとんど漫画のような話だが，病態をまとめると以下のようになる。

　①糖尿病の悪化

　　糖質（ジャガイモ）の過剰摂取⇒糖尿病の悪化

②体重の減少

　糖尿病の悪化（高血糖）⇒大量の尿糖⇒体重の減少

③夜間頻尿

　糖尿病の悪化⇒大量の尿糖⇒浸透圧利尿⇒多尿⇒夜間頻尿

④LDLコレステロール・中性脂肪の悪化

　糖代謝の悪化⇒脂質代謝の悪化

患者さんの話はよく聞かないと，思いもかけない落とし穴がある。

岡田　定

第4章 血小板減少

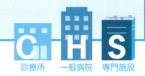

血小板減少の初期対応

- 血小板減少をみたら，出血症状に対して緊急対応の必要性を判断しよう（図1）。
- 出血傾向を確認し，血算（CBC）を再検しよう。
- 再検では白血球分画，網赤血球も検査し，白血球と赤血球の異常を確認しよう。特に破砕赤血球や幼若白血球，芽球に注意。
- プロトロンビン時間（PT），活性化部分トロンボプラスチン時間（APTT），フィブリノゲン，Dダイマー（またはフィブリノゲン・フィブリン分解産物：FDP）は，最低限検査しよう。
- 外来患者と入院患者では血小板減少をきたす原因が異なることを念頭に置こう。
- 外来患者では血小板減少の原因が単独であることが多いが，入院患者では原因が複数であることも多い。
- 血小板減少だけの場合は，薬剤性血小板減少症と特発性血小板減少性紫斑病（免疫性血小板減少症：ITP*）が多い。
- 薬剤使用歴（頓用薬，市販薬，サプリメントも含めて）を詳細に問診しよう。
- 薬剤性血小板減少の原因として疑われる薬剤は，中止可能なら中止しよう。
- 全身性疾患の可能性がなく，薬剤使用歴もなく，他の血球に異常がなければ，ITPをまず考えよう。

＊特発性血小板減少性紫斑病（idiopathic thrombocytopenic purpura；ITP），
免疫性血小板減少症（immune thrombocytopenia；ITP）

1. 血小板減少を疑うとき

- 何らかの出血症状を認めるときに疑うが，血小板減少では，皮下・粘膜出血が比較的特徴的である（表1）。
- 誘因なく出血をきたすこともあるが，軽くぶつけた程度の軽い外力で皮下出血をきたすこともある。

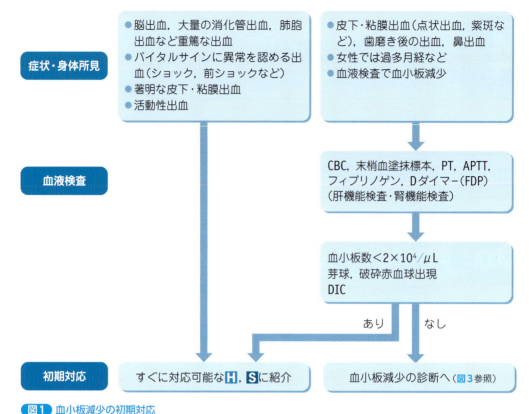

図1 血小板減少の初期対応

表1 原因による出血症状の特徴

出血症状	血管・血小板の異常	凝固系の異常
皮下・粘膜出血	特徴的	少ない
筋肉・関節内（深部）出血	稀	特徴的
外傷，手術後の出血	直後にみられる	直後あるいは遷延する

- 歯磨き後の出血，鼻出血，女性では過多月経をきたすこともある。
- 日常臨床における軽度〜中等度の血小板減少は，出血症状はなく，ほかの理由で採血して血小板減少を偶然認めることが多い。

2. 頻度の高い血小板減少

- 軽度の血小板減少であれば，ウイルス感染症，慢性肝疾患に伴う脾機能亢進症による血小板減少の頻度が高い。これらの多くは他の血球の減少を伴い，病歴，臨床症状，他の検査結果などから診断できる。
- 外来患者で血小板減少を単独で認める場合は，薬剤性血小板減少症の頻度が最も高いが，ITPも軽度の血小板減少例を含めると頻度が高い。
- 外来患者の血小板減少は，ほかには最近のウイルス感染症，骨髄異形成症候群

(myelodysplastic syndrome；MDS)，慢性肝疾患などが多い。
- 入院患者(特に集中治療領域の患者)では，敗血症，播種性血管内凝固症候群(DIC)，大量輸液や輸血による稀釈，薬剤〔ヘパリン起因性血小板減少症(heparin-induced thrombocytopenia；HIT)を含む〕が原因として多い。
- 集中治療領域では，人工心肺回路使用などの特殊な原因で血小板減少をきたすこともある。

3. 緊急性の見きわめと初期対応

- 通常は，血小板数 $15×10^4/\mu L$ 未満を血小板減少とする。
- 緊急性は，年齢，原因，経過(慢性的に血小板が少ないか，急激に進行しているか)，合併症の有無などによって異なり，総合的に判断する。
- 血小板数のみで緊急性を判断する場合のおおよその基準は，
   血小板数 $10×10^4/\mu L$ 以上で出血傾向がない場合，通常は経過観察。
   血小板数 $5～10×10^4/\mu L$ の場合，精査が必要。
   血小板数 $5×10^4/\mu L$ 未満の場合，精査・治療が必要。
   血小板数 $2×10^4/\mu L$ 未満の場合，緊急の対応が必要。
- 血小板数 $2×10^4/\mu L$ 以上でも，脳出血，大量の消化管出血，肺胞出血などがあれば生命の危険があり，緊急対応が必要。
- バイタルサインに異常を認める場合(ショック，前ショックなど)も緊急対応が必要。
- 活動性の出血や著明な皮下・粘膜出血を認める場合も，血小板数 $2×10^4/\mu L$ 以上でも緊急対応が必要。
- 活動性の出血を伴った血小板減少，重篤な出血をきたすリスクが高いと考えられる血小板減少は，血小板輸血の必要があり血小板輸血が可能な施設(H，S)に緊急で紹介する。

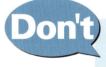
- 血小板数 $2×10^4/\mu L$ 以上でも，活動性の出血や著明な皮下・粘膜出血を認める場合は，専門施設(S)への緊急の紹介を躊躇してはいけない！

- 血算の再検では白血球分画も追加する。異常細胞(芽球)(急性白血病を疑う)，破砕赤血球〔血栓性血小板減少性紫斑病(thrombotic thrombocytopenic purpura；TTP)を疑う〕を認めたり，他の症状や検査結果からこれらが疑われる場合も，すぐに専門施設(S)に紹介する。

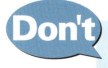
- 血小板減少だけでなく白血球と赤血球の異常にも注意し，特に芽球の存在(→急性白血病)と破砕赤血球(→TTP)は見逃してはならない！

4. 重篤性の見きわめと初期対応

- 血小板減少の原因，進行の速さ，他の凝固異常の存在などによって重篤性は異なるが，初めて見つかった $2 \times 10^4/\mu L$ 未満の血小板減少の場合は，重篤な血小板減少と考えて緊急対応が必要。
- 血小板減少が原因の脳出血，大量の消化管出血，肺胞出血やバイタルサインに異常を認める場合（ショック，前ショックなど）は重篤であり，すぐに対応可能な専門施設（H，S）に紹介する。

例題 1

> 59歳女性。前年の健康診断で血小板 $13 \times 10^4/\mu L$ だった。今年の健康診断で $4.7 \times 10^4/\mu L$ と血小板減少が進行していたため翌日に再検した。出血症状は特に認めず，身体診察上も異常なし。
> WBC 5,300/μL，Hb 14.0g/dL，Plt $20.8 \times 10^4/\mu L$。

Q 緊急性と重篤性は？

A 前日の血算で血小板数が $4.7 \times 10^4/\mu L$ と減少していても出血症状はなく，緊急性はなさそうであり，重篤性も高くないと考えられる。

Q 減少していた血小板数は正常範囲内に回復しており，出血症状は経過中認めていない。最も可能性のある病態は？

A EDTA依存性偽性血小板減少症！

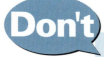

- 偽性血小板減少症を見逃してはいけない！

Q 対応は？

A 特に治療は必要ない。

Q どう説明する？

偽性血小板減少症の病態をできるだけ平易に。困難なときは専門施設に紹介。

- 偽性血小板減少症の病態をわかりやすく，「健常人でも1,000人に1〜2人くらいみられる現象で，特に心配いりません。今後も血液検査を行うと『血小板が少ない』と言われる可能性が高いと思います」と説明する。さらに，「ほかの医療機関で採血するときは，『通常用いるのと違う採血管で採血してもらうほうがよい』と言われました」と告げるように説明してもよい。あるいはその旨を記載した文書を渡す。
- 診療所でこのような説明が困難であれば，専門施設（S）に紹介する。

偽性血小板減少症について

- 本症では，血算に用いられる採血管内にある抗凝固薬のEDTAにより血小板表面の抗原が変化し，免疫グロブリンと反応して血小板が凝集する（図2）。
- 自動血球計算装置は凝集した血小板を血小板と認識できないので，血小板数を誤って少なくカウントしてしまう。
- 採血後の時間によって凝集の程度が異なるために，測定までの時間によって血小板数が変動し，採血から測定まで時間がかかるとカウントされる血小板数が減少する。

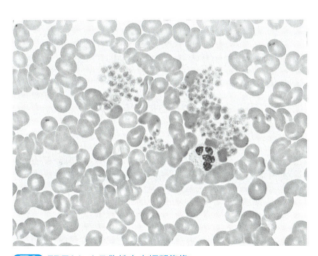

図2 EDTAによる偽性血小板凝集像
（カラー口絵参照）

例題2

> 53歳男性。行動や受け答えがおかしいことに家人が気づいて来院。結膜に貧血と黄疸があり，四肢に点状出血と紫斑が散在。
> WBC 4,800/μL, Hb 7.0g/dL, Plt 1.0×10⁴/μL, PT-INR 1.04（基準値0.80〜1.20），APTT 27.4秒（基準値25.0〜36.0），フィブリノゲン 440.0mg/dL, Dダイマー1.0μg/mL（基準値0.0〜1.0），Cr 2.07mg/dL, T-Bil 3.1mg/dL, AST 146U/L, ALT 67U/L, LDH 565U/L, 尿蛋白（3+）。

Q 緊急性と重篤性は？

A 緊急性が高く，しかも重篤！

- 血小板1.0×10⁴/μLと高度の血小板減少を認め，出血症状も伴っている。緊急性が高く，重篤である。
- ビリルビンとLDH上昇を伴った貧血であり，溶血性貧血が疑われる。この時点ではEvans症候群の可能性もあるが，意識障害と腎障害もあることからTTPが考えられる。緊急に血漿交換療法が可能な専門施設（**S**）で治療を行うべきである。
- TTPの病態は血小板血栓による血栓症である。腎機能障害や動揺性精神神経症状は血小板血栓の症状だが，血小板減少が顕著になると出血症状もきたす。
- TTPは，血小板減少，溶血性貧血，腎機能障害，発熱，動揺性精神神経症状（Moschcowitzの5徴）を特徴とする。しかしすべてがそろうことは稀であり，早期診断，早期治療が重要であるため，5徴がそろわなくても治療を開始する必要がある。

- TTPが疑われたら，専門施設（**S**）への緊急の紹介を躊躇してはいけない！

血小板減少の鑑別

Do

● 外来患者と入院患者では血小板減少をきたす原因が異なることを念頭に置こう。

● 外来患者では血小板減少の原因が単独であることが多いが，入院患者では原因が複数であることも多い。

● 薬剤使用歴を市販薬，サプリメントも含めてよく聴取しよう。

● 血小板減少だけの場合は，薬剤性血小板減少症とITPが多い。

● 入院患者では，薬剤性血小板減少症（特に抗菌薬）を常に念頭に置こう。

● 薬剤性血小板減少の原因として疑われる薬剤は，中止可能なら中止しよう。

● PT，APTT，フィブリノゲン，Dダイマー（またはFDP）は最低限検査しよう。

● 全身性疾患の可能性がなく，薬剤使用歴もなく，他の血球に異常がなければ，ITPをまず考えよう。

● 高齢者ではITPと考えられても骨髄検査を行おう。

1. 血小板が減少する原因（表2）

● 血小板減少をきたす主な機序は，① 骨髄での血小板の産生低下，② 末梢での破壊亢進や消費，③ 血小板の分布異常（脾臓にプールされて末梢血中に出てこない）である。

表2 血小板減少をきたす機序と疾患

血小板産生低下	血小板破壊亢進・消費	血小板分布異常	その他の原因
1）巨核球の低形成 ・再生不良性貧血 ・骨髄浸潤（造血器腫瘍，骨髄転移） ・抗腫瘍薬や放射線療法の副作用 ・ウイルス感染症（EBV，CMV，VZV，HIVなど） 2）無効造血 ・巨赤芽球性貧血 ・骨髄異形成症候群 ・発作性夜間ヘモグロビン尿症	1）免疫性機序 ・ITP ・同種免疫性血小板減少症 ・二次性血小板減少症（SLE，リンパ増殖性疾患など） ・薬剤性免疫性血小板減少症（NSAIDs，抗菌薬，H_2ブロッカー，抗リウマチ薬など多くの薬剤） ・ヘパリン起因性血小板減少症 2）非免疫性機序 ・DIC ・TTP ・HUS	・脾機能亢進症（肝硬変，Banti症候群など）	血小板の喪失または稀釈 ・大量輸血後 ・大量輸液後 先天性（遺伝性）血小板減少症 ・先天性無巨核球性血小板減少症 ・May-Hegglin異常 ・Bernard-Soulier症候群 ・Wiskott-Aldrich症候群

EBV：Epstein-Barr ウイルス，CMV：サイトメガロウイルス，VZV：水痘・帯状疱疹ウイルス，HIV：ヒト免疫不全ウイルス，ITP：特発性血小板減少性紫斑病（免疫性血小板減少症），SLE：全身性エリテマトーデス，NSAIDs：非ステロイド性抗炎症薬，DIC：播種性血管内凝固症候群，TTP：血栓性血小板減少性紫斑病，HUS：溶血性尿毒症症候群

- 大量輸液や大量輸血により，④血液が稀釈されて血小板数が減少することもあるが，稀である。
- ①の産生の低下は再生不良性貧血，MDS，白血病，発作性夜間ヘモグロビン尿症（paroxysmal nocturnal hemoglobinuria；PNH），ウイルス感染症などがあり，他の血球異常を伴うことが多い。
- ②の末梢での破壊亢進や消費は，ITP，全身性エリテマトーデス，抗リン脂質抗体症候群（antiphospholipid syndrome；APS），薬剤性などの免疫機序が関与するものと，DIC，TTP/溶血性尿毒症症候群（hemolytic uremic syndrome；HUS）のように非免疫学的機序によるものとがある。
- ③の血小板の分布異常は，特発性や慢性肝疾患が原因で門脈圧が亢進して血液が脾臓にうっ血して脾腫をきたすことによる。血小板減少は軽度から中等度で，高度の血小板減少は稀である。
- 稀に，DIC，TTP/HUS，APS，HIT，HELLP（hemolysis, elevated liver enzymes, and low platelet count）症候群などのように血小板減少を伴う血栓性疾患もある。

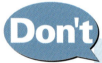

- 血小板減少を伴う血栓疾患もあることを忘れてはならない！

- 外来患者と入院患者では血小板減少をきたす原因が異なることを念頭に置いてアプローチする。
- 外来患者では血小板減少の原因が1つのことが多いが，入院患者では原因が複数の可能性を考える。
- 入院患者では，特に薬剤性血小板減少症（特に抗菌薬）を常に念頭に置く。

2. 血小板減少の問診のポイント

- 以前の血小板のデータはあるか？
- 出血や血栓症の症状や既往はないか？
- 市販薬やサプリメントなどを含めた内服薬は？
- 血小板減少をきたす可能性のある薬剤は多い。特に1カ月以内に開始した薬剤や間欠的に使用している薬剤が原因として多いので，薬剤使用歴について詳細に問診する。
- 個人で購入している市販薬やサプリメントも原因として多く，処方薬以外もしっかり問診する。
- 最近の感染症の既往，ワクチン接種歴，旅行歴はあるか？

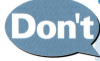

- 血小板減少をみたら，薬剤使用歴の問診を忘れてはいけない！

3. 診察のポイント

- 出血症状，血栓症状はあるか？
  →血小板減少では，粘膜，皮下など表在性出血が多い（**表1**）。
- 脾腫はないか？
  →脾腫を認めれば，肝障害などによる脾機能亢進症による血小板減少が疑われる。

4. 検査のポイント（図3）

- 血小板減少を認めたら，CBC（白血球分画，網状赤血球も）を再検し，同時に末梢血塗抹標本の観察により偽性血小板減少症を否定する。
- 破砕赤血球，異常細胞（芽球）の出現，白血球分画の異常に注意する。
- CBCのほかに，PT，APTT，フィブリノゲン，Dダイマー（またはFDP）は最低限検査する。

5. PT，APTTが延長している場合

- 肝障害による凝固因子の産生低下と脾機能亢進による血小板減少，あるいはDICによる凝固因子と血小板の消費が疑われる。
- Dダイマー（またはFDP）の上昇があればDIC，なければ肝障害を考える。
- 肝障害による血小板減少症は軽度から中等度で，通常は血小板数 $> 5 \times 10^4/\mu L$ である。しかし，凝固因子の低下を同時に伴うため，血小板数に比して出血傾向をきたしやすい。

6. PT，APTTが正常の場合

- 溶血性貧血または腎障害を認める場合は，TTP/HUSの可能性を考える。
- 貧血や白血球減少など血小板以外の異常を認めるときは，再生不良性貧血，急性白血病，MDS，PNHなどの造血器疾患や，何らかの骨髄の造血低下をきたす病態による血小板産生の低下を考える（第5章参照）。
- 血小板のみが低下している場合は種々の原因があるが，薬剤性血小板減少症やITPなどの免疫機序による血小板破壊の亢進や消費が多い。
- 全身性疾患の可能性がなく，薬剤使用歴がなく，他の血球に異常がなければ，ITPをまず考える。
- 血小板減少の原因として報告されている薬剤は多いが，ヘパリン，抗リウマチ薬，抗菌薬，抗痙攣薬，H_2ブロッカー，非ステロイド性抗炎症薬（NSAIDs），利尿薬，免疫抑制薬が多い[1]。機序としては「薬剤依存性抗体による破壊（薬剤性免疫性血小板減少症）」が大部分である。

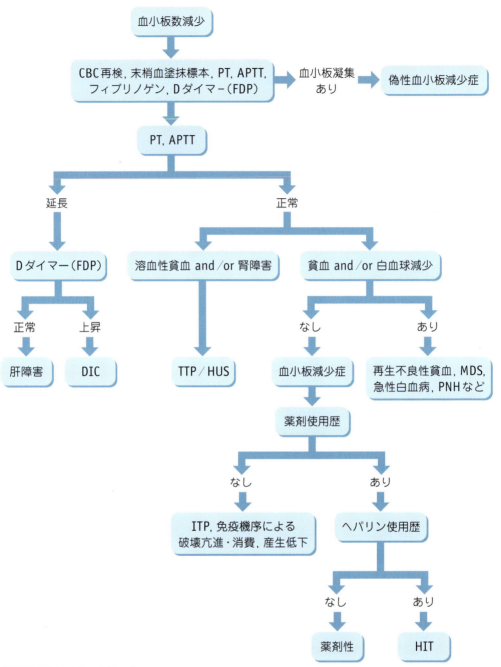

図3 血小板減少の診断アプローチ

Q では，健常人で偶然みられた$10×10^4$〜$15×10^4/\mu$Lの軽度の血小板減少症にはどう対応する？

A とりあえず，再検して進行性でないことを確認する。そして，6カ月後でも軽度の血小板減少が持続していたら，健康診断などで6カ月〜1年ごとにフォローする。

● 偶然に$10×10^4$〜$15×10^4/\mu$Lの軽度の血小板減少を指摘され，6カ月後も同程度の血小板減少が持続していた場合，将来的に血小板減少がさらに進行したり他の自己免疫疾患を発症することがある[2]。6カ月後に血小板減少が回復していない場合は，経過観察をしたほうが無難である。

例題3

> 29歳女性。1カ月前から右前腕の点状出血に気づいた。前日に鼻出血があり来院。薬剤使用歴なし。
> WBC 4,800/μL（分画に異常なし），Hb 11.2g/dL，Plt <$1×10^4/\mu$L，PT-INR 0.86（基準値0.80〜1.20），APTT 32.3秒（基準値25.0〜36.0），フィブリノゲン 351.0mg/dL，Dダイマー <0.5μg/mL（基準値0.0〜1.0）。

Q Pltが$1×10^4/\mu$L以下の高度の減少があるが，考えられる疾患は？

A ITP。

● PT，APTTに異常なく，血小板減少以外に血算の異常なく，薬剤使用歴もなく，血小板単独の減少症である。
● 全身性疾患の可能性がなく，薬剤使用歴がなく，他の血球に異常がなければ，ITPをまず考える。
● 60歳未満で典型的なITPの所見であり他の疾患が除外できれば，骨髄検査を行わなくてもITPと診断することが可能である[3]。
● しかし，60歳以上，ITPとしては典型的でない所見がある，ほかに症状がある，ほかに異常検査所見があるなどの場合は他疾患の可能性があり，骨髄検査が必要である。
● そのような場合は，専門施設（**S**）に紹介する。

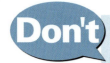
- ITP疑いでも，高齢者やITPとして典型的でなければ，骨髄検査を怠ってはいけない！

Q ITPの診断後の対応は？

A ステロイド投与を開始するが，本例は活動性出血を伴った高度な血小板減少であり，専門施設（S）に紹介したほうが安全である。

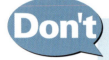
- ITP疑いでも，活動性出血を伴った高度な血小板減少は診療所（C）で抱えてはいけない！

例題 4

> 67歳女性。健診で血小板減少を指摘され受診。薬剤使用歴なし。
> WBC 4,500/μL（分画異常なし），Hb 11.8 g/dL，Plt 4.4×10⁴/μL，PT-INR 0.86（基準値0.80〜1.20），APTT 29.2秒（基準値25.0〜36.0），フィブリノゲン 342.5 mg/dL，Dダイマー 0.8 μg/mL（基準値0.0〜1.0）。

Q 67歳女性で血小板$4.4\times10^4/\mu L$の減少があるが，考えられる疾患は？

A 全身性疾患の可能性がなく，薬剤使用歴がなく，PT，APTT，他の血球に異常がなく，ITPをまず考える。

Q 次に行うことは？

A 骨髄検査を行うか，検査可能な専門施設（S）に紹介する。

- ITPがまず考えられるが，60歳以上であり，MDSなど他の疾患の可能性もあり骨髄検査が必要。
- 骨髄検査をしたところ，3系統の血球に軽度の形態異常を認め，多血球系異形成を伴う骨髄異形成症候群〔myelodysplastic syndrome (MDS) with multilineage dysplasia；MDS-MLD〕と診断した。
- 血小板数 $4.4\times10^4/\mu L$ で，好中球減少，貧血などもないため，経過観察とした。

例題5

> 32歳女性。初回妊娠12週。採血で血小板減少を指摘され受診。薬剤使用歴なし。WBC 5,800/μL（分画異常なし），Hb 11.2g/dL，Plt 7.6×10⁴/μL，PT-INR 0.95（基準値0.80～1.20），APTT 28.2秒（基準値25.0～36.0），フィブリノゲン 333.0mg/dL，Dダイマー 0.6μg/mL（基準値0.0～1.0）。

Q 妊娠12週で血小板7.6×10⁴/μLの中等度の減少がある。妊娠性血小板減少症としていい？

A そうとは言い切れない。

- PT，APTTに異常なく，血小板減少以外のCBCに異常なく，薬剤使用歴もなく，血小板単独の減少症である。妊娠中であり，まず妊娠性血小板減少症が考えられる[4]。
- 妊婦の5～12%が15×10⁴/μL未満の血小板減少をきたす。
- 妊娠中にみられる血小板減少症の70～80%は，妊娠性血小板減少症（gestational thrombocytopenia）である。
- 妊娠性血小板減少症は，妊娠第2期の後半から第3期に7×10⁴～15×10⁴/μLの軽～中等度の血小板減少をきたす。出血症状はきたさず，分娩後自然に回復する。
- 15～20%が妊娠高血圧腎症に関連して減少するが，この場合は他の症状も伴う。
- 妊娠中にみられる血小板減少症の1～4%はITPである。
- 妊娠性血小板減少症で血小板数が5×10⁴/μL未満になることは稀である。妊娠早期から血小板減少を認めたり，7×10⁴/μL未満まで減少した場合は，妊娠合併ITPの可能性があり，経過観察と精査が必要。

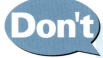

- 「妊娠中の血小板減少症＝妊娠性血小板減少症」とは限らない。ITPを見逃してはいけない！

例題6

> 84歳男性。脳梗塞，高血圧，高尿酸血症，慢性胃炎で少量アスピリン，アムロジピン，バルサルタン，アロプリノール，ファモチジン内服中。1週間前から下肢の皮下出血を認め内科受診。下肢に点状出血と紫斑を認める。肝脾は触知しない。WBC 8,200/μL（分画異常なし），Hb 11.2g/dL，MCV 93.0 fL，Plt 1.6×10^4/μL，PT-INR 0.97（基準値0.80～1.20），APTT 32.7秒（基準値25.0～36.0），フィブリノゲン 340.0mg/dL，Dダイマー 0.8μg/mL（基準値0.0～1.0）。

Q 血小板が1.6×10^4/μLの高度減少を認めるが，考えられる疾患は？

A 白血球は分画も含め異常なく貧血も認めず，血小板減少のみをきたしている。凝固検査に異常がなく，ITPおよび薬剤性血小板減少症をまず考える。

Q 次に行うことは？

A 骨髄検査を行うか，検査可能な専門施設（**S**）に紹介する。

- 薬剤はいずれも3年以上の長期の内服であり，薬剤性血小板減少症の可能性は低いと考えた。しかし，完全には否定できない。
- 血小板数がもう少し多ければ（$>5 \times 10^4$/μL），中止可能な薬剤を中止して経過観察をすることも可能である。
- しかし，本例では血小板数1.6×10^4/μLと高度の減少で出血症状も伴い，さらに抗血小板薬（少量アスピリン）も内服しており，緊急対応が必要である。
- ITPが疑われるが，高齢であり診断には骨髄検査が必要である。
- 骨髄検査を行うか，検査可能な専門施設（**S**）に紹介する。

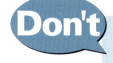

- 骨髄検査が必要な血小板減少の患者を，診療所（**C**）で抱えていてはいけない！

- 骨髄穿刺を施行し，巨核球の増加を認め明らかな血球形態異常はなくITPと診断した。
- 成人ITPの発症のピークは，20～40歳の若年女性だけでなく60～80歳の高齢者（男女差なし）にもある。

Q 少量アスピリンはどうする？

A 一時中止する。

- 血小板機能を阻害することで抗血小板作用を有するアスピリンは，抗血小板薬療法で使用される頻度がきわめて高い。
- アスピリンの副作用として出血傾向をきたすことはよく知られている。
- 本例のように血小板の高度減少を認め，血小板減少によると考えられる出血傾向を伴っている場合は，血小板機能を阻害する薬剤や出血の副作用のある薬剤は中止するのが原則である。
- 血小板減少患者の抗血栓療法についての明確な基準やガイドラインは，現在のところない。
- 血小板減少それ自体は抗血小板療法・抗凝固療法の禁忌ではない。ケースごとに出血のリスクと抗血小板療法・抗凝固療法のベネフィットについて検討して決める必要がある。
- 原則としては，血小板数が $5 \times 10^4/\mu L$ 以下の場合は，抗血小板薬，抗凝固薬，NSAIDsなどの出血を助長する薬剤は中止を考慮する。

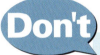

- 高度の血小板減少がある患者に安易に抗血小板薬を続けてはいけない！

血小板減少の治療・患者説明

- 血小板減少が原因で活動性出血を認める場合は血小板輸血を行う。
- 血小板数が $1 \times 10^4 \sim 2 \times 10^4/\mu L$ 以下の場合は，予防的血小板輸血を考慮しよう。
- 血小板減少をきたす病態を明らかにして，それぞれに対応しよう。
- ヘリコバクター・ピロリ陽性のITPには，除菌療法を行おう。
- すぐに治療が必要なITPの第一選択薬は，禁忌がなければ副腎皮質ステロイドである。

1．血小板輸血の実際

- 血小板減少が原因で活動性出血を認める場合，血小板数が $5 \times 10^4/\mu L$ 以上を保つ

ように血小板輸血を行う。

→濃厚血小板10単位を30分〜1時間かけて輸血

- 血小板数が$1×10^4$〜$2×10^4/\mu L$以下の場合は，予防的血小板輸血を考慮する。
- ITPには，予防的血小板輸血は行わない。
- 活動性出血を合併しているITPに対する血小板輸血は，血小板数の増加は期待できないが止血効果は期待できる。
- 血小板輸血はHITに対しては禁忌であり，TTPに対しては原則適応にならない。

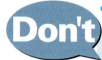

- HITやTTPに対して血小板輸血をしてはいけない！

2. ITPと診断した場合の対応

- 小児に多いウイルスの先行感染後のITPは，数カ月以内に自然回復することが多い。
- 血小板減少や出血症状が著明な場合には，副腎皮質ステロイドを投与する[5]。

  ① 血小板数＞$3×10^4/\mu L$＋出血症状なし

  →無治療経過観察

  ② 血小板数$2×10^4$〜$3×10^4/\mu L$＋出血症状なし

  →注意深い経過観察

  ③ 血小板数≦$2×10^4/\mu L$あるいは出血症状，多発する紫斑，点状出血，粘膜出血を認める

  →副腎皮質ステロイド

- ヘリコバクター・ピロリ陽性の場合は除菌療法を行う。
- 禁忌事項がなければ，第一選択として副腎皮質ステロイドを使用する。
- 初回標準量は，プレドニゾロン（プレドニン®）1mg/kg。
- 高齢者や糖尿病などの合併症のある患者では，0.5mg/kgから開始する。
- ITPの診断に自信がない場合や，ステロイドに反応しない場合，出血症状が著明な場合は専門施設（S）に紹介する。

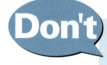

- ITPの診断，治療に自信が持てない場合は，専門施設（S）への紹介をためらってはいけない！

3. 患者説明の実際

- 血小板減少の程度と原因による出血のリスクについて説明する。
- 緊急の対応や血小板輸血が必要な場合は，重篤な出血のリスクや重大な疾患の可能性を説明する。
- 薬剤性血小板減少症の可能性がある場合の被疑薬の中止は，中止するリスクと出血

のリスクについて担当医と相談のうえで決定する。

● 著明な血小板減少を認める場合は，出血を助長する可能性を説明して，抗血小板薬，抗凝固薬の中止について説明する。

引用文献

1)　Aster RH, et al：N Engl J Med. 2007；357(6)：580-7.
2)　Stasi R, et al：PLoS Med. 2006；3(3)：e24.
3)　Neunert C, et al：Blood. 2011；117(16)：4190-207.
4)　宮川義隆，他：臨床血液. 2014；55(8)：934-47.
5)　藤村欣吾，他：臨床血液. 2012；53(4)：433-42.

参考文献

・Sekhon SS, et al: South Med J. 2006；99(5)；491-8.
・Stasi R：Hematology Am Soc Hematol Educ Program. 2012；2012：191-7.
・Arnold DM, et al：Semin Hematol. 2011；48(4)：251-8.
・Wong EY, et al：Hematol Oncol Clin North Am. 2012；26(2)：231-52.

樋口敬和

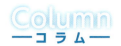
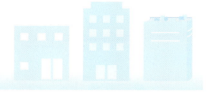

私のリビングウィル

　10年ほど前のことである。濾胞性リンパ腫（病期ⅠA）で定期的に受診されている87歳女性のBさんが，しんみりと言われた。

　「身内を何人も看取ったけれど，私が本当に悪くなったときは決して無理な延命はしないで下さいね。最期は苦しみたくないんです。人に迷惑をかけないで楽に死なせてほしいんです」。

　何度も何度も同じことを言われるのだった。

　「最期のことをそんなに心配されているんですか。無理な延命はしないで，苦しまないで，人に迷惑をかけないで，というお気持ちなんですね」。

　当時，聖路加国際病院では「私のリビングウィル」のシステムが始まったばかりだった（当院HPの「病院紹介」の「私のリビングウィル」で公開中）。早速，この「私のリビングウィル」のシステムを使うことにした。概要を説明して，「私のリビングウィル」の小冊子をお渡しした。

　次の外来でその小冊子を持ってこられた。病気や事故で意識や判断能力の回復が見込めない状態になったときには，「積極的な治療はしないで点滴などによる水分補給だけを希望する」に○がついていた。本人の署名と本人の意思に同意した家族の署名もあった。

　私も本人の意思を確認して署名した。さらに，その内容を電子カルテの「私のリビングウィル」のテンプレートに転記した。これで，家族と医療者に確認されたBさんのリビングウィルが，小冊子と電子カルテの両方で確認できることになった。

　「これで無理な延命はされない」。その準備が整って，Bさんはとても安堵された。

　高齢者の多くは，「みんなに迷惑をかけてまで無理に長生きしたくない。もう助からないなら延命はしてほしくない」と希望される。しかし，現実には最期まで本人の意思に沿った治療が行われているわけではない。最期には本人の意思は確認できなくなり，家族や医療者の意思や価値観で治療方針が決定されることになる。

　最期になり（意思を表明できない）本人が「無理な延命はしてほしくない」と仮に望んでいても，家族が「わずかでも可能性があれば，積極的な治療をしてほしい」と希望すれば，医療者は積極的な治療をせざるを得なくなる。でも元気なうちに本人の意思を家族と医療者が確認していれば，最期まで本人の意思を尊重できる。それが「私

のリビングウィル」である。

「私のリビングウィル」を作成したなんと1カ月後，Bさんは突然に広範囲の脳梗塞を発症して不可逆的な昏睡に陥られた。でも「私のリビングウィル」が生きた。本人が希望されていた「積極的な治療はしないで点滴などによる水分補給だけ」が行われ，自然で安らかな最期を迎えられたのだった。

出棺する車に頭を垂れながら，「Bさん，よかったですね」とつぶやいた。

岡田　定

第5章 汎血球減少

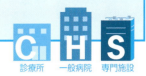

汎血球減少の初期対応

- 赤血球（RBC），白血球（WBC），血小板（Plt）の3系統の血球が減少した汎血球減少に対応できるようになろう（図1）。
- 高度の汎血球減少はmedical emergencyであり，緊急で専門施設（S）に紹介しよう。
- 重症貧血による心不全，好中球減少による重症感染症，血小板減少による活動性出血は，緊急対応が必要である。
- 汎血球減少をみたら，血算（CBC），白血球分画（末梢血塗抹標本），網赤血球，プロトロンビン時間（PT），活性化部分トロンボプラスチン時間（APTT），フィブリノゲン，Dダイマー（またはフィブリノゲン・フィブリン分解産物；FDP），肝機能，腎機能は，最低限チェックしよう。
- 2系統の血球が減少したbicytopeniaも，汎血球減少と同様にアプローチしよう。
- 骨髄検査をしなくても診断できる疾患の可能性をまず考えよう。
- 骨髄検査が必要なら専門施設（S）にコンサルトしよう。
- 好中球と網赤血球の高度減少があれば，再生不良性貧血を疑おう。
- 白血病，重症再生不良性貧血，血球貪食症候群による汎血球減少症は，緊急で専門施設（S）に紹介しよう。
- 高齢者で，月〜年単位で徐々に進行する汎血球減少をみたら，まず骨髄異形成症候群（MDS）を考えよう。

1. 汎血球減少を疑うとき

- 成人では，ヘモグロビン濃度が男性12g/dL未満，女性11g/dL未満，白血球数が4,000/μL未満，血小板数が$10×10^4$/μL未満の場合に，汎血球減少と診断する。
- 赤血球，白血球，血小板のうちいずれか2系統の血球が減少した状態をbicytopeniaと呼ぶ。この場合も汎血球減少と同様にアプローチする。

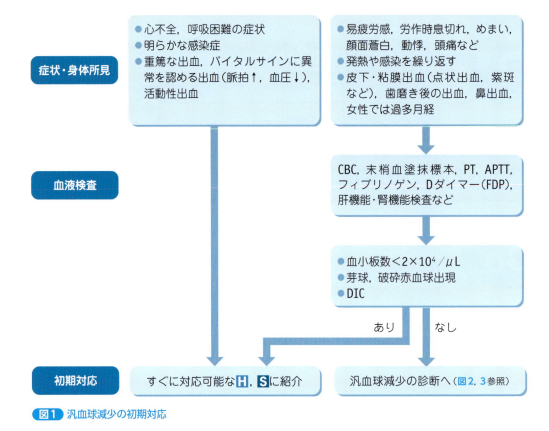

図1 汎血球減少の初期対応

- 汎血球減少をきたす場合でも，病初期は1あるいは2系統の血球減少だけのことがある。
- その時点で減少している血球成分により症状は異なるが，2系統以上の血球減少を疑わせる症状があれば汎血球減少を強く示唆する。
- 貧血の症状としては，易疲労感と労作時息切れが多く，他にめまい，顔面蒼白，動悸，頭痛などがある（図1，第1章参照）。
- 白血球減少に関連した症状は好中球減少によるものが多く，発熱や感染を繰り返すなどの易感染性に関連したものがみられる（第3章参照）。
- 血小板減少による出血は皮下・粘膜出血が特徴的で，点状出血，紫斑などのほかに，歯磨き後の出血，鼻出血，女性では過多月経などがある（第4章参照）。
- 軽症の汎血球減少は，症状がなく血液検査で偶然にみつかることも多い。

2. 頻度の高い汎血球減少（表1）

- 日常臨床では，慢性肝疾患による脾機能亢進症で軽度の汎血球減少を認めることが多い。
- 血液疾患では骨髄異形成症候群の頻度が高い。

表1 汎血球減少症をきたす疾患

骨髄低形成を伴う汎血球減少症
後天性再生不良性貧血 先天性再生不良性貧血 骨髄異形成症候群の一部 発作性夜間ヘモグロビン尿症の一部 有毛細胞性白血病の一部 急性白血病の一部 悪性リンパ腫の骨髄浸潤の一部 抗腫瘍薬

骨髄が低形成でない汎血球減少症	
骨髄疾患	骨髄異形成症候群 発作性夜間ヘモグロビン尿症の一部 骨髄線維症 有毛細胞白血病の一部 急性白血病の一部 悪性リンパ腫の骨髄浸潤の一部 多発性骨髄腫の一部 癌の骨髄転移の一部
全身疾患に関連するもの	自己免疫疾患(全身性エリテマトーデス,Sjögren症候群) 脾機能亢進症(肝硬変,特発性門脈圧亢進症) 巨赤芽球性貧血(ビタミンB_{12}欠乏,葉酸欠乏) 銅欠乏 感染症 アルコール多飲 サルコイドーシス 結核および非定型抗酸菌症 血球貪食症候群 薬剤 放射線照射

- ほかに比較的頻度の高い疾患として,重症感染症,全身性エリテマトーデス(SLE),アルコール多飲,ビタミンB_{12}欠乏症,再生不良性貧血,急性白血病,癌の骨髄転移がある。
- 稀な疾患として,血球貪食症候群,骨髄線維症,結核および非定型抗酸菌症,サルコイドーシスなどがあり,重篤で緊急対応が必要なことがある。

3. 緊急性の見きわめと初期対応

- 急性白血病,重症再生不良性貧血,血球貪食症候群による汎血球減少は,緊急対応が必要でありすぐに専門施設(S)に紹介する。

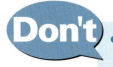

- 急性白血病,重症再生不良性貧血,血球貪食症候群が疑われる汎血球減少症は,専門施設(S)に緊急で紹介するのを躊躇してはいけない!

- 急性白血病で汎血球減少をきたす場合がある。また急性白血病でも末梢血に白血病細胞を認めないことがある[1]。

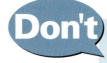

- 汎血球減少症や末梢血に白血病細胞がないことで、急性白血病を否定してはいけない！

- 重症の汎血球減少症そのものがmedical emergencyであり、緊急対応が必要である。特に急性発症の高度汎血球減少症の場合は緊急性が高い。
- 重症貧血による心不全、好中球減少による重症感染症、血小板減少による活動性出血は、緊急対応が必要である。
- 重症貧血、高度の血小板減少には、赤血球輸血、血小板輸血を考慮する。
- 好中球数が1,000/μL以下になると感染症をきたしやすく、500/μL以下になると重症感染症を合併しやすい。好中球減少が高度になればなるほど緊急対応が必要になる。

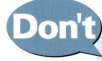

- 好中球500/μL以下の感染症に対する対応が遅れてはいけない！

4. 重篤性の見きわめと初期対応

- 汎血球減少の重篤性は、進行速度、持続期間、併存・合併疾患などにより異なる。
- 重篤性の判断は、特発性造血器障害に関する調査研究班「再生不良性貧血の重症度基準」(平成16年度修正)の重症度に準じるのが妥当である[2]。
- 軽症の汎血球減少症であれば、経過観察しながら精査を進めてもよい。
- 中等症以上の汎血球減少症のほとんどは、骨髄検査を必要とする。
- 「再生不良性貧血の重症度基準」では、網赤血球 6×10^4/μL未満、好中球 1,000/μL未満、血小板 5×10^4/μL未満のうち2項目以上を満たすものを中等症としている。1項目でも満たせば精査が必要である。
- 汎血球減少により重症心不全、重症感染症(特に敗血症)、重篤な出血、バイタルサインの異常などをきたしている場合は、きわめて重篤である。

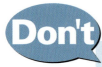

- 汎血球減少症をみたときに、重篤性の見きわめを怠ってはいけない！

例題 1

> 72歳男性。2カ月前からの労作時息切れがあり来院。バイタルサイン，身体診察に異常所見なし。
> WBC 2,300/μL（分葉核球32.0%，好酸球3.0%，リンパ球64.0%，単球1.0%），RBC 273×10⁴/μL，Hb 9.6g/dL，MCV 101.8 fL，Plt 5.4×10⁴/μL，網赤血球 1.6%，T-Bil 0.6mg/dL，LDH 182U/L，AST 15U/L，ALT 17U/L，PT-INR 0.93（基準値0.80〜1.20），APTT 26.7秒（基準値25.0〜36.0），フィブリノゲン 356.0mg/dL，Dダイマー≦0.5μg/mL（基準値0.0〜1.0）。

Q 白血球2,300/μL，ヘモグロビン9.6g/dL，血小板5.4×10⁴/μLの汎血球減少があるが，緊急性と重症度はどう判断する？

A 緊急性はないが，決して軽症ではない。すぐに精査が必要。

- 汎血球減少を認め，労作時息切れは貧血による症状と考えられる。2カ月前から症状があることから急性の経過ではないと考えられる。バイタルサインに影響する重症貧血ではないので，緊急の対応は必要でないと判断する。
- 網赤血球数 273×10⁴/μL×1.6%＝43,680/μL，好中球数 2,300/μL×32.0%＝736/μL，血小板数 5.4×10⁴/μLであり，「再生不良性貧血の重症度基準」では中等症の汎血球減少になり，精査が必要。
- 汎血球減少をきたす全身疾患はなく，診断には骨髄検査が必要。
- 本例では骨髄検査により，微小巨核球，多核赤芽球，無顆粒好中球，低分葉核好中球などの異形成を認め，多血球系異形成を伴う骨髄異形成症候群〔myelodysplastic syndrome（MDS）with multilineage dysplasia〕と診断した。

例題2

> 28歳女性。来院7日前より40℃台の発熱が持続し，近医で解熱薬，抗菌薬など投与されたが解熱せず受診。
> 体温39.2℃，血圧88/49mmHg，脈拍80回/分。眼球結膜に黄疸あり。肝を3横指，脾を2横指触知。
> WBC 900/μL，Hb 10.5 g/dL，Plt 2.3×10⁴/μL。

Q 汎血球減少があるが，緊急性と重症度はどう判断する？

A 緊急の対応が必要であり，重症だと判断する。

- 白血球数 900/μL，ヘモグロビン 10.5g/dL，血小板数 2.3×10^4/μL の汎血球減少を認め，特に高度の白血球減少と高度の血小板減少を認める。
- 高熱に血圧低下も伴っており，好中球減少に関連した重症感染症，特に敗血症性ショックが疑われる。血小板減少も高度であり，急性白血病，再生不良性貧血などの重篤な血液疾患や血球貪食症候群が疑われ，緊急対応が必要である。当然，緊急入院が必要になる。

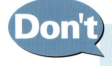

- 重篤な血液疾患や血球貪食症候群が疑われるときは，緊急の対応が遅れてはいけない！

汎血球減少の鑑別

- 汎血球減少をきたす疾患は結構多い（表1）。
- 汎血球減少の原因が骨髄にある場合と骨髄以外にある場合とがある。
- 骨髄検査をしなくても診断できる疾患の可能性をまず考えよう（表2）。
- 骨髄に原因があっても，発作性夜間ヘモグロビン尿症の診断には骨髄検査は必須でない。
- 診断に骨髄検査が必要なら，原則として専門施設（**S**）にコンサルトしよう。
- 高齢者で，月〜年単位で徐々に進行する汎血球減少をみたら，MDSをまず考えよう。
- 汎血球減少で好中球と網赤血球の高度減少があれば，再生不良性貧血を疑おう。
- 急性白血病で汎血球減少をきたす場合がある。また急性白血病でも末梢血に白血病細胞を認めないことがある。
- 汎血球減少をきたす機序として先天性と後天性があるが，ほとんどは後天性である（図2）[3]。
- 後天性の機序には，骨髄不全，骨髄浸潤，自己免疫性破壊，栄養障害，脾臓で捕捉・破壊，その他，原因不明などがある（図1）。

表2 骨髄検査を行わなくても診断できる汎血球減少症をきたす疾患

骨髄疾患
発作性夜間ヘモグロビン尿症
全身疾患に関連するもの
全身性エリテマトーデス，Sjögren症候群
脾機能亢進症（肝硬変，特発性門脈圧亢進症）
ビタミンB_{12}欠乏，葉酸欠乏，銅欠乏
感染症
アルコール
サルコイドーシス
結核および非定型抗酸菌症

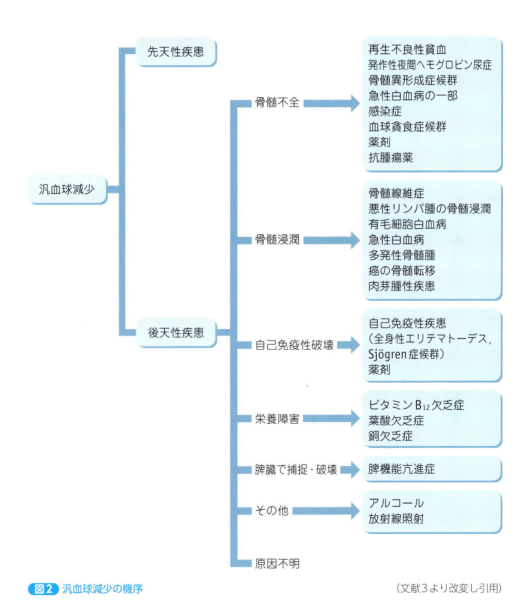

図2 汎血球減少の機序　　　　　　　　　　　　　　　（文献3より改変し引用）

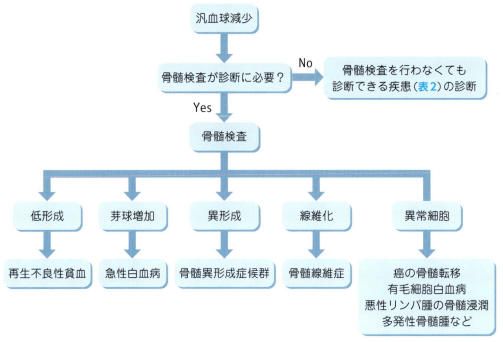

図3 汎血球減少の診断アプローチ

- 汎血球減少の診断アプローチは，まず骨髄検査が診断に必要かどうかを考える（図3）。
- 骨髄検査が必要と考えれば，原則として専門施設（**S**）にコンサルトする。
- 汎血球減少をきたす骨髄の病態には，低形成，芽球増加，異形成，線維化，異常細胞の存在などがある（図3）。

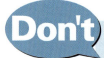
- 「汎血球減少＝骨髄検査が必要」と考えてはいけない！（骨髄検査をしなくても診断できる疾患がある）

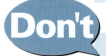
- 骨髄検査が必要な汎血球減少の患者を，診療所（**C**）で抱えていてはいけない！

汎血球減少の問診のポイント
- 既往歴の確認。
- 市販薬も含めた薬剤使用歴。
- 貧血の存在を示唆する症状，出血傾向，感染症を示唆する症状の有無。
- 過去の検査データがあれば確認する。

汎血球減少の診察のポイント

- 発熱はないか？
- ウイルス感染，膠原病，薬疹を思わせる皮膚所見はないか？ 皮下出血はないか？
- 結膜に貧血，黄疸はないか？
- 口腔粘膜，歯肉に感染の徴候はないか？ 粘膜出血はないか？
- 咽頭所見に異常はないか？
- リンパ節腫脹はないか？
- 心雑音はないか？
- 呼吸音に異常はないか？
- 肝・脾腫大はないか？ →骨髄疾患，脾機能亢進症で脾腫を認めることがある。
- その他の感染症を示唆する所見はないか？

汎血球減少の検査のポイント

- 汎血球減少が見つかったり，問診や診察所見から汎血球減少が疑われたら，CBC，白血球分画（末梢血塗抹標本），網赤血球，PT，APTT，フィブリノゲン，Dダイマー（またはFDP），肝機能・腎機能検査は最低限追加検査する（図1）。
- 汎血球減少をきたす全身疾患が疑われたら，その診断のための検査を行う（表1）。

例題2（続き）

> **検査結果の追加**
> 白血球分画：桿状核球18.0%，分葉核球63.0%，リンパ球17.0%，単球2.0%，PT-INR 1.07（基準値0.80〜1.20），APTT 54.1秒（基準値25.0〜36.0），フィブリノゲン 169.0mg/dL，Dダイマー 100.0μg/mL以上（基準値0.0〜1.0），Cr 0.91mg/dL，T-Bil 5.5mg/dL，AST 1,517U/L，ALT 487U/L，LDH 5,368U/L，ALP 846U/L，γ-GTP 75U/L，CRP 10.42mg/dL。

- 血球貪食症候群，急性白血病，再生不良性貧血（＋敗血症性ショック＋DIC）などが疑われ，骨髄検査を緊急で行った。
- 骨髄には血球貪食像を伴ったマクロファージの増加を認め，血球貪食症候群と診断した。
- 治療は免疫抑制療法と支持療法であり，専門施設（S）に緊急で紹介した。

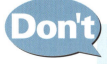

- 重篤な血液疾患や血球貪食症候群が疑われるときは，緊急対応が遅れてはいけない！

例題3

> 39歳女性。1カ月前から全身倦怠感，ふらつき，労作後の足のだるさ，さらに労作時呼吸困難も出現し診療所を受診。血圧108/62 mmHg，脈拍84回/分，体温36.4℃。眼瞼結膜に貧血，下腿に点状出血を認める。
> WBC 1,100/μL，RBC 197×10⁴/μL，Hb 6.9g/dL，MCV 83.8fL，Plt 1.3×10⁴/μL，網赤血球0.8%。

Q 汎血球減少を認めるが，緊急性と重症度はどう判断する？

A 緊急性があり，しかも重篤。

- 1カ月前から症状があり急性発症でない可能性があるが，高度の汎血球減少をきたしている。
- 汎血球減少で好中球と網赤血球の高度減少があれば，まず再生不良性貧血を疑う。
- しかし，急性白血病でも末梢血に白血病細胞が出現しないで汎血球減少を呈することがあり，まだ急性白血病は否定できない。
- 白血球減少があるときは，白血球分画を至急で調べることが重要。
- いずれにしても，重症再生不良性貧血あるいは急性白血病の可能性が高く，緊急の対応が必要である。

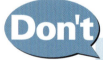

- 高度の白血球減少をみたら白血球分画の確認を怠ってはいけない！

例題3（続き）

> **検査結果の追加**
> 白血球分画：分葉核球4.0%，好酸球1.0%，単球3.0%，リンパ球92.0%，Cr 0.7 mg/dL，T-Bil 0.5mg/dL，AST 25U/L，ALT 18U/L，LDH 202U/L，CRP 0.03mg/dL。

- 末梢血中に異常細胞を認めず，網赤血球数197×10⁴/μL×0.8/100 = 15,760/μL，好中球数1,100/μL×4/100 = 44/μL，血小板数1.3×10⁴/μLでいずれも高度に減少しており，最重症（stage 5）の再生不良性貧血が考えられた[2]。
- 「再生不良性貧血の重症度基準」の最重症は，好中球200/μL未満に加えて，網赤血球2×10⁴/μL未満，血小板2×10⁴/μL未満のうち1項目以上を満たす場合である。

- 緊急で専門施設（S）に紹介・緊急入院し，骨髄検査にて再生不良性貧血と診断された。

例題4

> 62歳男性。歯肉出血と発熱があり病院を受診。体温38.6℃，血圧124/68 mmHg，脈拍72回/分。口腔内血腫を認める。
> WBC 900/μL，Hb 8.5 g/dL，Plt $1.2×10^4$/μL。
> 胸部X線に異常なし。

Q 高度の汎血球減少があるが，緊急性と重症度はどう判断する？

A 緊急性があり，重篤。

- 高度の汎血球減少があり，発熱も伴っている。緊急性があり，しかも重篤である。
- 好中球減少に関連した感染症の可能性が高く，高度の血小板減少を伴い出血症状もあり，一刻を争う対応が必要。

例題4（続き）

> **検査結果の追加**
> 白血球分画：桿状核球1.0%，分葉核球6.0%，リンパ球73.0%，単球1.0%，芽球2.0%，前骨髄球17.0%，PT-INR 1.25（基準値0.80～1.20），APTT 30.4秒（基準値25.0～36.0），フィブリノゲン 368.0mg/dL，Dダイマー69.3μg/mL（基準値0.0～1.0），Cr 0.71mg/dL，T-Bil 0.7mg/dL，AST 12U/L，ALT 10U/L，LDH 212U/L，CRP 4.86mg/dL。

- 末梢血塗抹標本で，異形成のある前骨髄球と芽球の増加を認めた。
- 急性白血病，特に急性前骨髄球性白血病（APL）と考えられた。
- Dダイマーが高値であり，DICの合併が考えられた。
- APLにはDICが高頻度で合併する。

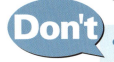

- 汎血球減少をきたす急性白血病，末梢血に白血病細胞を認めない白血病を忘れてはいけない！

Q すぐに行うことは？

A 紹介転院，骨髄検査，感染症とDICの対応。

- 可能ならばすぐに専門施設（**S**）に紹介転院する。
- すぐに転院できない場合は，その後の白血病治療に影響しない緊急処置を開始する。
- 発熱は腫瘍熱の可能性もあるが，重篤な好中球減少をきたしており好中球減少性発熱（FN）として対応する[4]。
- FNとは，「好中球数が500/μL未満，あるいは1,000/μL未満で500/μL未満に減少すると予想される状態での発熱」である。多くは細菌感染が原因であり，適切に治療されないと重篤化し致命的となる。
- 血液培養2セット採取後，抗緑膿菌作用を有する広域βラクタム抗菌薬を開始し，感染のfocusと起炎菌の検索を行う。
- FNはリスクにより対応が異なるが，本例は明らかに高リスクであり，入院の上で抗菌薬の静脈内投与が必要。
- 白血病に合併したDICに対する抗凝固療法については国際的には議論のあるところだが，わが国では抗凝固療法を行うことが多い。

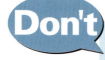

- すぐに専門施設（**S**）に転院できない場合，FNに対して血液培養と抗菌薬を忘れてはいけない！

Q 解熱薬はどうする？

A アセトアミノフェンが無難。

- NSAIDsは血小板機能を抑制するため避けるべき。
- 血小板減少を伴っている患者では，血小板機能への影響が少ないアセトアミノフェンが無難である。

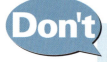

- 血小板減少患者には，血小板機能を抑制するNSAIDsは原則使用してはいけない！

Q 並行して行うべきことは？

A 感染のfocusと起炎菌の検索！

98

- 並行して感染のfocusを検索するために，問診，診察，検査，画像検査などを行う。
- 好中球減少時には感染局所での炎症症状や炎症所見が減弱するため，感染臓器の特定が困難なことが多い。
- FNの大部分は，患者細菌叢由来の内因性感染症であるとされる。
- 感染病巣を同定できるのは20〜30％。
- 感染のfocusや起炎菌が推定できる場合は，それに有効な抗菌薬を追加する。
- 起炎菌が同定できたら，感受性に合わせて抗菌薬の変更を検討する。

汎血球減少の治療・患者説明

- 骨髄検査をしなくても汎血球減少の診断が可能な疾患なら，可能ならば原疾患の治療を行い，必要に応じて輸血などの支持療法を行おう。
- 診断に骨髄検査が必要な場合は，専門施設（S）にコンサルトしよう。
- 日常臨床においては，脾機能亢進症，軽症MDSの頻度が高いことを知っておこう。
- 血球減少が軽度で，薬剤性再生不良性貧血が疑われる場合は，薬剤を中止して経過観察しよう。
- 血小板減少の患者に解熱鎮痛薬を使う場合は，NSAIDsは避けよう。
- 血小板減少の患者には，血小板機能への影響が少ないアセトアミノフェンが無難である。
- 赤血球，血小板輸血は必要最小限にとどめよう。
- 患者には汎血球減少の程度，原因，リスクなどをよく説明しよう。
- 汎血球減少は骨髄自身，あるいはそれ以外の原因による重大な造血障害であり，原因の検討が必要なことを説明しよう。
- 骨髄以外の原因でも汎血球減少をきたすことがあることを説明しよう。
- 専門医による精査が必要になる可能性について説明しよう。
- 解熱鎮痛薬は主治医に確認してから使用するように指導しよう。

赤血球輸血の適応と実際

- ビタミンB_{12}欠乏や葉酸欠乏による汎血球減少に伴う貧血は，欠乏している栄養素の補充で改善するため，貧血による心不全などがなければ原則として輸血の適応はない。
- ヘモグロビン値7g/dLを目安に赤血球輸血（赤血球液）を行うが，臨床症状に応じて輸血の適応を決定する。

- 赤血球液は，通常1回当たり2単位を輸血する。
- 開始15分間は1mL/分程度で緩徐に開始し（開始後5～10分間ベッドサイドで患者の状態を観察する），心不全などの合併がなければその後5mL/分で輸血する。

血小板輸血の適応と実際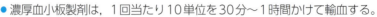

- 血小板数1～2×10^4/μL以上を維持するように濃厚血小板製剤の輸血を行う。
- 血小板減少が原因で活動性出血を認める場合は，血小板数5×10^4/μL以上を保つように血小板輸血を行う。
- 濃厚血小板製剤は，1回当たり10単位を30分～1時間かけて輸血する。

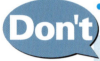
- 輸血の適応を十分考慮して，不必要な輸血を行ってはならない！

- 好中球減少性発熱（FN）に対する抗菌薬投与については，経験的な抗菌薬投与（empiric therapy）を行う。
- 低リスクの場合は経口抗菌薬での治療も可能だが，初診で高度の好中球減少を認める場合は，経静脈的抗菌薬投与が原則。

　　セフェピム　1回2gを12時間ごと静注
　　または
　　メロペネム　1回1gを8時間ごと静注
　　または
　　ゾシン®　1回4.5gを6時間ごと静注

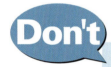
- FNに対する対応が遅れてはならない！

引用文献

1) 樋口敬和：血液内科．2016；72(6)：761-5．
2) 「難治性貧血診療ガイド」編集委員会，編：難治性貧血の診療ガイド．特発性造血障害の病態・診断・治療の最新動向．南江堂，2011．
3) Onuoha C, et al：Prim Care．2016；43(4)：559-73．
4) 高見昭良：臨床血液．2011；52(10)：1423-31．

参考文献

- Devitt KA, et al：Leuk Lymphoma．2014；55(5)：1099-105．
- Weinzierl EP, et al：Am J Clin Pathol．2013；139(1)：9-29．

〈樋口敬和〉

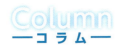
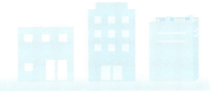

血管内リンパ腫

　64歳女性，他院で悪性リンパ腫と診断された患者である。

　紹介状には，「2週間前から発熱，頭痛，倦怠感があり，呼吸困難も出現し（他院に）緊急入院。酸素飽和度97％（酸素5L/分吸入下），汎血球減少症，LDH 2,638 U/L，s-IL2R 7,130 U/mL。胸腹部CTは肝臓・脾臓実質の不均一性以外は異常なし。骨髄検査では血球貪食像とCD19・20陽性のリンパ腫様細胞あり。肝生検では類洞内に骨髄内と同様の異型細胞あり。以上より，血管内大細胞型リンパ腫（Asian variant）と診断した」と記載されていた。

　担当の消化器内科医から化学療法が勧められたが，本人は緩和ケアを希望して当院PCU（緩和ケア病棟）に転院となっていた。しかし，転院当日には低酸素血症が進行してせん妄状態に陥っていた。

　悪性リンパ腫に対する化学療法の適応について，PCUの担当医から血液内科にコンサルトがあった。

　ちなみに，「血管内リンパ腫」とはびまん性大細胞型B細胞リンパ腫の一亜型で，腫瘤形成を認めず血管内で腫瘍細胞が増殖し，急速に致死的経過をたどる疾患である。血球貪食症候群を合併することが多い。CRP・LDH・s-IL2R・フェリチン高値，胸部X線やCTで異常を認めない呼吸不全などの特徴がある。

　連絡を受けて，まずは本人と家族が疾患をどのように理解しているかを確認することにした。本人がせん妄状態であったため，娘と姉と面談した。本人と家族は「悪性リンパ腫」と知らされていたが，「化学療法をしても治るかどうかはわからない。外出できるようになるかどうかわからない（恐らくできないだろう）」と言われたという。

　「治らないなら，抗がん剤で苦しみたくない。以前，原発不明がんで夫が最期を過ごした当院PCUに移りたい」ということで，当院PCUに急遽，転院になったという。

　本人，家族の理解で最も問題だったのは，「悪性リンパ腫は化学療法がよく効く腫瘍であり，治癒の可能性もあり，重症にみえても必ずしも致命的疾患ではない」という認識をまったく欠いていることだった。

　「悪性リンパ腫という血液のがんであり，かなり進行している。このまま化学療法をしなければ数日中に亡くなられるでしょう。でも悪性リンパ腫は抗がん剤が非常によく効く腫瘍です。ご主人の病気の原発不明がんとはまったく異なります。抗がん剤

を使用すれば今よりずっとよくなられます。完全に治る可能性も残されています。もちろん，抗がん剤の様々な副作用はありますが」と説明した。

娘は「私は抗がん剤の副作用がとても怖かった。それで，母にはそれを受けさせないように仕向けました」，姉は「抗がん剤でよくなる可能性があるなら，一度は受けさせてあげたい」と言われるのだった。

そこで，家族による「本人の意思の推量」を確認してから治療を開始することにした。

「もしご本人が悪性リンパ腫について今の私の説明を受けられたら，どう思われるでしょうか。やはり抗がん剤の治療は受けないでこのまま亡くなることを選ばれるでしょうか。あるいは抗がん剤の治療を受けてみようと思われるでしょうか。ご家族の希望ではなく，ご本人ならどう考えられるかを考えてみて下さい」と尋ねた。

「それほどよくなる可能性が高いということなら，本人も抗がん剤治療を受けると思います」とお二人とも答えられた。

その日のうちにPCUから一般病棟に転棟になり，すぐに化学療法を開始した。治療効果は劇的だった。急速に意識状態，呼吸状態は改善した。意識が改善してから，本人も化学療法を続けることを了承された。

化学療法を終了して既に10年近くになる。ご本人はずっとお元気である。PCUでの緩和ケアと一般病棟での化学療法，かくも大きな差が出るとは。

岡田　定

第6章 出血傾向

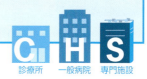

出血傾向の初期対応

- 脳出血，大量の消化管出血，肺胞出血，バイタルサインに異常を認める場合は，すぐに対応可能な H，S に紹介しよう（図1）。
- 活動性の出血で圧迫止血が可能なら，まずは圧迫止血をしよう。
- 局所的に止血可能な部位なら，専門科にコンサルトしよう。
- 活動性の出血の場合は，血小板機能や凝固に影響を与える薬剤は可能な限り中止しよう。
- ワルファリン内服中の出血なら，ワルファリンを中止してビタミンKを投与しよう。
- 血小板減少や凝固因子欠乏が原因なら，禁忌でなければ補充療法をしよう。

1. 出血傾向を疑うとき

- 出血傾向には，明らかな誘因のない出血，軽度の外力による出血，出血後の止血困難，止血後の再出血などがある。
- 患者の訴えとしては，「何もしないのに青あざができた」，「足に赤い点々ができた」（皮下出血），「鼻血が止まらない」，「鼻血がよく出る」，「歯を磨くと血が出る」，「尿が赤い」，「血便が出た」（粘膜出血），「怪我をしたあと血が止まらない」，「歯を抜いたあと血が止まらない」，「生理が止まらない」，「生理の量が多い」などが多い。
- 複数部位に出血がみられる場合は，出血傾向によることが多い。
- 1箇所のみの出血は，出血傾向による場合と局所的な原因による場合とがある。
- 鼻炎・副鼻腔炎・鼻中隔彎曲症などによる片側の鼻出血や痔出血などの多くは局所の原因による出血だが，全身性の出血傾向の局所症状でないかを判断する必要がある。

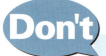

- 局所的な出血をみたときに，全身性の出血傾向を見逃してはいけない！

- 紅斑や毛細血管拡張と皮下出血との鑑別が時に問題となる。紅斑や毛細血管拡張は

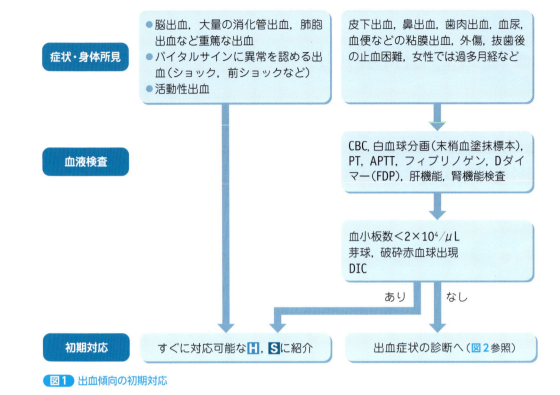

図1 出血傾向の初期対応

- 圧迫により褪色するが，皮下出血は褪色しない。
- 皮下出血は時間の経過とともに，鮮紅色→赤紫色→青紫色→茶褐色→黄色と色調が変化して褪色する。これらの色調が混在している場合は皮下出血であり，さらに皮下出血が持続して生じていることを示す。

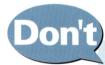

- 皮下出血を紅斑と見誤ってはいけない！

2. 頻度の高い出血傾向（表1）

- 日常診療でみる出血傾向の大部分は，血小板あるいは血管の異常によるものである（表2）。
- 血小板の異常によるものは，薬剤（非ステロイド性抗炎症薬；NSAIDs）に起因する血小板機能異常の頻度が高い。
- 高齢者では血管・周囲結合組織の異常による老人性紫斑がよくみられる。特徴は，高齢者の手背や前腕伸側にみられる比較的大きくて様々な形の表在性皮下出血である。
- 血小板減少によるものは特発性血小板減少性紫斑病（免疫性血小板減少症；ITP*）が多く，血管の異常によるものは単純性紫斑とIgA血管炎（Henoch-Schönlein紫斑病，アレルギー性紫斑病）が多い。

表1 出血傾向をきたす疾患

1．血小板の異常		
	1）血小板数の異常	
	産生障害	再生不良性貧血，急性白血病，骨髄異形成症候群，骨髄浸潤，放射線治療，抗腫瘍薬
	破壊，消費亢進	特発性血小板減少性紫斑病（免疫性血小板減少症），全身性エリテマトーデス，血栓性血小板減少性紫斑病，人工弁・人工血管置換
	分布異常	脾腫（肝硬変，特発性門脈圧亢進症など）
	血液稀釈	大量赤血球輸血
	2）血小板機能異常	
	先天性	血小板無力症，Bernard-Soulier症候群，von Willebrand病，放出異常症
	後天性	抗血小板薬使用，尿毒症，異常蛋白症，本態性血小板血症，骨髄異形成症候群
2．凝固系の異常		
	凝固因子活性の低下	
	先天性	血友病，その他の凝固因子欠乏症
	後天性	肝疾患，ビタミンK欠乏症，抗凝固薬使用，凝固因子インヒビター
3．血管の異常		
	先天性	遺伝性出血性末梢血管拡張症（Rendu-Osler-Weber症候群またはOsler病），Ehlers-Danlos症候群
	後天性	単純性紫斑，老人性紫斑，IgA血管炎（Henoch-Schönlein紫斑病），Cushing病，副腎皮質ホルモン，異常蛋白症，壊血病
4．線溶系の異常		
	線溶系の亢進	
	α_2プラスミンインヒビター欠損症，血栓溶解療法		
5．血小板，凝固線溶系の異常		
	DIC，肝疾患		

表2 原因による出血症状の特徴（再掲）

出血症状	血管・血小板の異常	凝固系の異常
皮下・粘膜出血	特徴的	少ない
筋肉・関節内（深部）出血	稀	特徴的
外傷，手術後の出血	直後にみられる	直後あるいは遷延する

- それ以外では，抗凝固薬の使用，肝疾患による出血傾向が比較的多い。

＊特発性血小板減少性紫斑病（idiopathic thrombocytopenic purpura；ITP），
　免疫性血小板減少症（immune thrombocytopenia；ITP）

3．緊急性の見きわめと初期対応（図1）

- 脳出血，大量の消化管出血，肺胞出血などは生命の危険があり，緊急の対応が必要である。
- バイタルサインに異常を認める場合（ショック，前ショックなど），特に活動性出血

があれば，緊急の対応が必要である．対応可能な病院（H）や専門施設（S）に紹介する．
- 急性白血病や重篤な再生不良性貧血などの造血器疾患が疑われる場合は，すぐに専門施設（S）に紹介する．
- 血栓性血小板減少性紫斑病（thrombotic thrombocytopenic purpura；TTP）が疑われる場合も，すぐに血漿交換施行可能な専門施設（S）に紹介する．

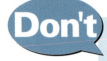
- 急性白血病，重篤な再生不良性貧血，TTPを診療所（C）で抱えていてはいけない！

緊急入院の適応
- 活動性の出血をきたしていて止血困難な場合．
- 大量出血のため出血性ショックになっている，またはなりそうな場合．
- 急性に発症した出血傾向で血小板数＜$2 \times 10^4/\mu L$の高度な血小板減少の場合．

初期対応
- 活動性の出血が持続していて圧迫が可能なら，まず圧迫止血を試みる．
- 局所的に止血可能な部位なら，専門科にコンサルトする．
- 血小板減少や凝固因子欠乏が原因なら補充療法を考慮する．
- 大量出血では出血性ショックに至る場合があるので，静脈ラインを確保して細胞外液の補液を行い，赤血球輸血の準備をする．
- 活動性の出血の場合は，血小板機能や凝固に影響を与える薬剤は可能な限り中止する．
- ワルファリン内服中の出血なら，ワルファリンを中止してビタミンKを投与する．

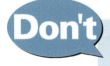
- 活動性出血がある場合は，使用薬剤，特にワルファリンの対応を誤ってはいけない！

4. 重篤性の見きわめと初期対応
- 軽症の出血傾向では，外傷や抜歯などの侵襲的処置や手術の後に出血傾向を認める．
- 重症になるにしたがい，軽度の要因でも出血傾向を認めるようになる．
- 重篤な場合は，誘因なく出血傾向を認める．
- 脳，消化管，肺などの臓器への出血は重篤である．
- バイタルサインの異常をきたす場合は大量出血であり重篤である．

例題 1

> 29歳女性。2週間前に両下肢に4mmまでの皮下出血が出現して4日くらいで消褪した。前日，再度同様の皮下出血が出現し受診。両下肢に隆起のない皮下出血を認め，一部癒合している。
> WBC 3,300/μL，Hb 11.1g/dL，Plt 31.8×10^4/μL，PT-INR 1.00（基準値0.80〜1.20），APTT 30.1秒（基準値25.0〜36.0），フィブリノゲン 216.0mg/dL（基準値185.0〜352.0），Dダイマー0.5μg/L以下（基準値0.0〜1.0）。

Q 緊急性と重篤性は？

A 緊急性はなく重篤でもない。

Q 最も考えられる診断は？

A 単純性紫斑病。

- 29歳の女性に自然消褪する皮下出血が反復してみられ，血小板数，凝固検査に異常がないことから，単純性紫斑病が最も考えられる。

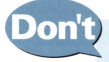

- 血小板数，凝固検査に異常がないことを確認しないで，単純性紫斑病と診断してはいけない！

Q 対応は？

A 経過観察。

- 単純性紫斑病は，比較的若い女性の大腿部に多くみられる。
- 検査上異常がないことで除外診断される。原因は不明であるが，ほとんどが自然消褪する。
- 対応は経過観察でよい。

例題2

> 78歳女性。10年前から糖尿病性腎症のため血液透析施行中。4カ月前に椎弓切除術施行後、難治性術後創部感染をきたした。レボフロキサシンを投与され1カ月前からセフメタゾールを追加されていた。3日前から広範な皮下出血が出現した。血圧111/85mmHg、脈拍112回/分。結膜は貧血様、右上腕および右鼠径部に広範な皮下出血あり。
> WBC 4,200/μL、Hb 6.4g/dL、Plt 15.3×10^4/μL、PT 150.0秒以上、PT-INR測定不能、APTT 146.0秒（基準値25.0〜36.0）、フィブリノゲン239.0mg/dL（基準185.0〜352.0）、Dダイマー0.5μg/L以下（基準値0.0〜1.0）、Alb 4.1g/dL、AST 26U/L、ALT 32U/L、LDH 114U/L。

Q 緊急性と重篤性は？

A 緊急性が高く、重篤である！

- 血圧は保たれているが脈拍112回/分の頻脈があり、透析患者で基礎に腎性貧血があると予想されるが、Hb 6.4g/dLと高度の貧血がある。
- 以上より、かなりの量の出血をきたしていると考えられ、緊急対応が必要である。
- 78歳と高齢者でPT、APTTの著明な延長があり、さらに重篤な出血をきたす可能性が高い。

（今後の対応については、114頁参照）

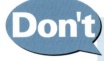

- バイタルサインに異常をきたすような出血傾向を経過観察としてはいけない！

出血傾向の鑑別

- 出血の原因によってそれぞれ特徴があり，ポイントを押さえた問診と診察を行おう．
- 病歴・家族歴，薬剤使用歴をしっかり聴取しよう．
- 出血部位とその性状をよく観察し，出血症状から出血傾向の原因を想定して対応しよう．
- 出血傾向の診断のために，血算 (CBC)，白血球分画 (末梢血塗抹標本)，プロトロンビン時間 (PT)，活性化部分トロンボプラスチン時間 (APTT)，フィブリノゲン，Dダイマー〔またはフィブリノゲン・フィブリン分解産物 (FDP)〕，肝機能，腎機能を検査しよう．
- 問診・診察所見と検査所見から鑑別診断を想起して診断を進めよう．
- 日常診療においては頻度の高い原因から考えよう．

1．出血の原因を想定しながら問診と診察を行う (表2)

- 出血傾向は，血管とその周囲組織，血小板，凝固因子，線溶系の単独あるいは複合の異常により起こる．
- 先天性のものは，ほとんどが単独の異常による．
- 後天性のものは，単独あるいは複合した異常いずれの場合もある．
- 出血傾向の症状は，①皮下・粘膜出血，②深在性 (関節・筋肉・臓器) 出血，③止血困難，④遷延性出血，⑤後出血である．
- ①の皮下・粘膜出血は，血管または血小板の異常に起因することが多い．
- ②の深在性 (関節・筋肉・臓器) 出血は，凝固系の異常に起因することが多い．稀に，第Ⅷ因子に対する自己抗体が産生される後天性血友病や後天性第ⅩⅢ因子欠乏症で，急激に広範な筋肉内出血をきたすことがある．
- ③の止血困難はすべての機序により起こる．
- ④の遷延性出血は線溶の亢進で起こるが，線溶の亢進は，皮下・粘膜出血，深在性出血のいずれもきたす．
- ⑤の後出血 (一度止血した後に再出血する) は，第ⅩⅢ因子欠乏症に特徴的である．

問診のポイント

- 出血症状の出現した時期と経過：先天性は稀な疾患で小児期から出血傾向をきたすが，軽症例では小児期を過ぎたあとで診断されることがある．

- 出血の部位と性状および誘因：複数の部位にみられる出血は，出血傾向によることが多い．1箇所のみの出血は，出血傾向による場合も局所の原因による場合もある．
- ①皮下・粘膜出血，②深在性出血，③止血困難，④遷延性出血，⑤後出血のどれかを考えて，問診する．
- 手術，外傷，抜歯，女性では分娩・過多月経など，出血をきたす状況を聴取する．
- 既往歴では，特に出血傾向をきたす疾患について（表1），外傷，手術，抜歯，女性では出産・月経時の経血の状態について確認する．
- 出血症状の家族歴についても確認する．
- 薬剤に起因する出血傾向の頻度は高い．抗血小板薬・経口抗凝固薬・NSAIDsなど止血に影響する薬剤，長期投与中の副腎皮質ステロイドについても聴取する．
- 処方されている薬剤だけでなく，市販薬についても聴取する．

- 出血傾向をみたときに，薬剤使用歴の聴取を忘れてはいけない！

診察のポイント

◉ 皮膚・粘膜

- 本当に皮下出血かどうかを確認する．
- 皮下出血は圧迫しても褪色せず，通常は皮膚面から隆起しないで平坦である．
- 大きさにより，3mm未満を点状出血（petechia），3～20mmを紫斑（purpura），20mm以上を溢血斑（ecchymosis）と呼ぶ．
- IgA血管炎では，軽度に隆起した皮下出血が多発する．
- 皮下出血は特徴的には紫色（紫斑：purpura）だが，時間の経過とともに，鮮紅色→赤紫色→青紫色→茶褐色→黄色と色調が変化して褪色する．
- 皮下血腫は凝固異常を示唆する．
- 結膜下，口腔粘膜，歯肉，鼻腔などの粘膜に出血はないかを確認する．
- 造血器疾患や肝疾患などを示唆する貧血や黄疸はないかを確認する．

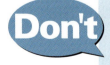

- 皮下出血をみたら，圧迫でも褪色しないか，平坦か隆起しているか，大きさはどうか，時間が経過しているか，血腫がないか，粘膜出血はないか，などを見逃してはいけない！

◉ その他の部位

- ウイルス感染，急性白血病でリンパ節腫大を認めることがある．
- 肝疾患，急性白血病などで肝脾腫を認めることがある．

- 関節の変形，腫脹，運動制限など関節内出血の所見はないかを確認する。
- 筋肉内血腫を示唆する腫脹，圧痛，運動制限などの所見はないかを確認する。

検査のポイント

- 血算 (CBC)，白血球分画 (末梢血塗抹標本)，PT，APTT，フィブリノゲン，Dダイマー (またはFDP) は最低限検査する。同時に肝機能，腎機能検査もチェックする。

2. 血小板減少の鑑別のポイント

- 問診，診察所見と，検査結果 (PT，APTT，血小板数) を基に出血傾向の鑑別を行う (図2)。

PT，血小板数正常，APTT延長のとき

- 内因系凝固因子である第Ⅷ，Ⅸ，Ⅺ，Ⅻ因子の欠乏を考える。
  (第Ⅻ因子欠乏では出血傾向をきたさないが，検査の解釈のためここに記載した)
- 後天性第Ⅷ因子インヒビター，先天性の凝固因子欠乏またはvon Willebrand病を考える。
- von Willebrand病には，先天性だけでなく後天性もある。
- 本態性血小板血症などの骨髄増殖性腫瘍で血小板が著増した場合に，von Willebrand因子のクリアランスが増加して後天性von Willebrand病をきたし，血小板増多にもかかわらず出血傾向をきたすことがある。
- von Willebrand病を疑うときは，VWF抗原 (VWF：Ag)，VWF活性 (リストセチンコファクター活性；VWF：RCo) をチェックする。

PT延長，血小板数，APTT正常のとき

- 外因系凝固因子である第Ⅶ因子の欠乏を考える。

PT・APTT延長，血小板数正常のとき

- 内因系，外因系に共通の凝固因子である，フィブリノゲン，第Ⅱ，Ⅴ，Ⅹ因子の単独あるいは複合した低下を考える。
- ワルファリン過量や他の原因によるビタミンK依存性凝固因子の複合欠乏症の頻度が高い。

PT・APTT延長，血小板数減少のとき

- 播種性血管内凝固症候群 (DIC)，慢性肝疾患が考えられる。
- DICでは，基礎疾患 (特に敗血症などの重症感染症と悪性腫瘍) があり，Dダイマー

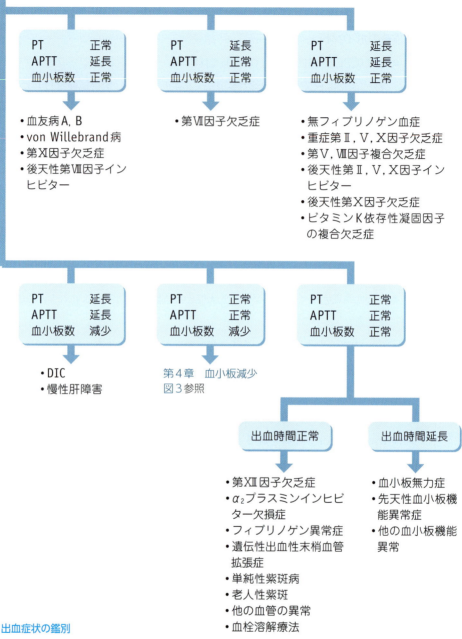

図2 出血症状の鑑別

（またはFDP）の上昇を認める。
- 慢性肝疾患では，肝機能検査異常を認める。

PT・APTT正常，血小板数減少のとき

- 種々の原因による血小板減少症である。
- 第4章「血小板減少」の鑑別診断に従って鑑別を進める。
- 再生不良性貧血，急性白血病，骨髄異形成症候群（myelodysplastic syndrome；MDS）などの造血器疾患では，通常血小板以外の血球にも異常を認める。

PT，APTT，血小板数いずれも正常のとき

- 出血時間の異常があれば血小板機能異常が疑われるが，出血時間の測定は標準化と再現性に問題があり，最近ではあまり行われない。
- 血小板機能異常症のほとんどは薬剤性で，特にNSAIDsと抗血小板薬によるものが多い。診断は血小板機能検査による。
- 単純性紫斑は比較的若い女性の大腿に多くみられる皮下出血である。検査上異常がないことで除外診断により診断される。
- 老人性紫斑は，高齢者でみられる最も頻度の高い血管性紫斑病である。高齢者の手背や前腕伸側に多くみられ，比較的大きく境界明瞭な暗紫紅色の表在性皮下出血であり消褪しにくい。その典型的な症状で診断される。
- IgA血管炎は，小児に多いが成人でも発症する。盛り上がった丘疹状の点状出血が四肢の伸側に対称的にみられる。先行感染を約30％に認める。関節炎，腹痛，血尿・蛋白尿を伴うことがある。
- インヒビターによる後天性第XIII因子欠乏症は，急激で重篤な出血傾向で発症することがある。稀な疾患だが，凝固検査で異常を認めない重篤な出血症状をみたときに考慮する。

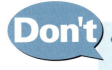

- 出血傾向の原因がわからなければ，専門施設（S）への紹介を躊躇してはいけない！

例題2（続き）

> （再掲）78歳女性。10年前から糖尿病性腎症のため血液透析施行中。4カ月前に椎弓切除術施行後，難治性術後創部感染をきたした。レボフロキサシンを投与され1カ月前からセフメタゾールを追加されていた。3日前から広範な皮下出血が

出現した．血圧111/85mmHg，脈拍112回/分．結膜は貧血様，右上腕および右鼠径部に広範な皮下出血あり．
WBC 4,200/μL, Hb 6.4g/dL, Plt 15.3×10⁴/μL, PT 150.0秒以上, PT-INR測定不能, APTT 146.0秒（基準値25.0～36.0），フィブリノゲン239.0mg/dL（基準値185.0～352.0），Dダイマー0.5μg/L以下（基準値0.0～1.0），Alb 4.1g/dL, AST 26U/L, ALT 32U/L, LDH 114U/L.

Q 高度な出血傾向を認めるが，最も考えられる原因は？

A ビタミンK依存性凝固因子の複合欠乏症！

- PTとAPTTの著明な延長を認め，血小板数の低下はない．
- 図2のアルゴリズムから，フィブリノゲンの低下がなく無フィブリノゲン血症は除外され，年齢から先天性のものは考えにくい．よって重症第Ⅱ，Ⅴ，Ⅹ因子欠乏症，第Ⅴ，Ⅷ因子複合欠乏症の可能性は低い．
- 後天性第Ⅱ，Ⅴ，Ⅹ因子インヒビター，後天性第Ⅹ因子欠乏症，ビタミンK依存性凝固因子の複合欠乏症が鑑別となる．
- 病歴からは，これらの中ではビタミンK依存性凝固因子の複合欠乏症が最も考えられる．

Q どう対応する？

A 新鮮凍結血漿（FFP）輸注，赤血球輸血とビタミンK投与．

- 貧血に対して赤血球輸血を行い，FFPの輸注とビタミンKの静脈内投与を行った．
- これにより，凝固異常は急速に改善して出血症状も軽快した．
- PIVKA-Ⅱは75,000 mAU/mL以上と著しく高値であった．
- 本例は，高齢者，経口摂取不良，腎不全，栄養状態不良を背景に，ビタミンK摂取不足と抗菌薬の長期使用により腸内細菌叢が抑制されてビタミンKの再利用が障害されることにより，高度なビタミンK欠乏をきたしたと考えられた．

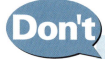

- 抗菌薬が原因のビタミンK欠乏による出血傾向を見逃してはいけない！

例題3

48歳女性。3日前に左膝関節痛を自覚。両下肢に3cmまでの皮下出血が出現し受診。両下肢に軽度隆起した皮下出血を認める。膝関節の腫脹なし。WBC 6,800/μL, Hb 13.8g/dL, Plt 23.6×10⁴/μL, PT-INR 0.86（基準値0.80～1.20）, APTT 29.5秒（基準値25.0～36.0）, フィブリノゲン342.0mg/dL（基準値185.0～352.0）, Dダイマー0.7μg/L（基準値0.0～1.0）, Cr 0.69mg/dL, 尿検査異常なし。

Q 両下肢に皮下出血を認めるが，最も考えられる疾患は？

A IgA血管炎。

- 皮下出血であり血管あるいは血小板の異常が考えられる。
- PT，APTT，血小板数は正常であり，年齢から先天性のものは考えにくい。血小板機能に影響する薬剤の使用もないことから，図2より血管の異常によると考えられる。
- 軽度隆起した皮下出血であることからIgA血管炎が最も考えられる。
- 関節炎を伴っていることも，IgA血管炎として合致する。

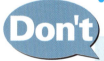

- PT，APTT，血小板正常の皮下出血で，IgA血管炎を見逃してはいけない！

例題4

31歳女性。1カ月前から両下腿に点状出血があり，範囲が拡大したため来院。WBC 4,800/μL, Hb 13.2g/dL, Plt 0.3×10⁴/μL, PT-INR 1.10（基準値0.80～1.20）, APTT 32.1秒（基準値25.0～36.0）, フィブリノゲン310.0mg/dL（基準値185.0～352.0）, Dダイマー0.61μg/mL（基準値0.0～1.0）, 生化学スクリーニング検査異常なし。

Q 両下腿に点状出血を認めるが，最も考えられる疾患は？

A 特発性血小板減少性紫斑病（ITP）。

- 血小板数が0.3×10⁴/μLと著明な血小板減少を認め，出血傾向も伴っているが，

PT, APTTが正常で, 赤血球と白血球の異常はない.
- ほかに血小板減少をきたす疾患はなさそうであり, ITPが最も考えられる.
- ITPの診断についての詳細は第4章を参照して頂きたいが, 全身性疾患の可能性がなく, 薬剤歴がなく, 他の血球に異常がなければ, まずITPを考える.
- 単独でITPと診断できる検査はないが, 60歳未満で典型的なITPの所見があり, 他の疾患が除外できれば, 骨髄検査を行わなくてもITPと診断可能である.

Q どう対応する？

A 入院してステロイドを開始する．

- 急性に発症した出血傾向で血小板数＜$2 \times 10^4/\mu L$の高度な血小板減少があれば，入院が原則であり，専門施設（**S**）に紹介する．
- 専門施設（**S**）に紹介できない状況でITPの診断が確実ならば，安静を指示してステロイドを開始することも許容される．
- ステロイドに対する反応が不良な場合も，専門施設（**S**）に紹介する．

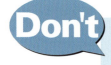

- 急性の出血傾向で血小板が$2 \times 10^4/\mu L$以下なら，専門施設（**S**）への紹介を躊躇してはいけない！

例題5

> 65歳男性．前日に大腸内視鏡的ポリペクトミーを施行した後，血便が続き来院．WBC 4,200/μL, Hb 15.4 g/dL, Plt $26.8 \times 10^4/\mu L$, PT-INR 0.98（基準値0.80〜1.20），APTT 55.2秒（基準値25.0〜36.0），フィブリノゲン437.0 mg/dL（基準値185.0〜352.0），Dダイマー＜0.5 μg/mL（基準値0.0〜1.0）．

Q ポリペクトミー後の出血だが, 考えられる疾患は？

A 血友病A, 血友病B, von Willebrand病, 第XI因子欠乏症, 後天性第VIII因子インヒビター．

- APTTが延長し，PTと血小板数は正常で，図2のアルゴリズムより血友病A，血友病B，von Willebrand病，第XI因子欠乏症，後天性第VIII因子インヒビターが考え

られる。
- 専門施設（S）にコンサルトして，これらの中でvon Willebrand病の可能性が高いと考えられた。
- 第Ⅷ因子，第Ⅸ因子活性，VWF活性および抗原量を追加検査した。
- VWF活性14％（基準値50〜150），VWF抗原40％（基準値50〜150），第Ⅷ因子活性38％（基準値＞70）と低下していた。
- 以上の所見から，von Willebrand病（1型）と診断した。

Q どう対応する？

A 専門施設（S）からのサゼスチョンは，第Ⅷ因子/VWF濃縮製剤投与。内視鏡的止血が可能なら試みる。

- 第Ⅷ因子/VWF濃縮製剤を投与し，大腸内視鏡で生検部からの出血を確認してクリッピングで止血した。

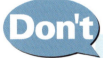

- 出血を伴った原因不明の凝固検査異常を放置してはいけない！

例題6

> 50歳女性。特に既往症はない。1カ月前から労作時息切れと頭痛を自覚し，2週間前から上下肢に皮下出血を認め受診。
> WBC 8,900/μL，Hb 6.8g/dL，Plt 0.9×10⁴/μL，PT-INR 1.50（基準値0.80〜1.20），APTT 27.3秒（基準値25.0〜36.0），フィブリノゲン98.3mg/dL（基準値185.0〜352.0），Dダイマー5.2μg/mL（基準値0.0〜1.0）。

Q 出血症状の原因は？

A DICと血小板減少。

- PT，APTTが延長し，血小板が減少しており，慢性肝障害の既往がないことから，図2のアルゴリズムよりDICと診断される。
- 血小板減少はDICだけにしては著明で，貧血もあることから，貧血と血小板減少をきたす疾患の存在が考えられる。

Q どう対応する？

A すぐに専門施設（**S**）に紹介する。

- 血小板数＜$2\times10^4/\mu L$でDICを合併しており，すぐに専門施設（**S**）に紹介する（図1）。
- 白血球分画（末梢血塗抹標本）で芽球6.0％，前骨髄球83.0％を認め，急性前骨髄球性白血病が考えられた。

- 著明な血小板減少，DICがあれば専門施設（**S**）への紹介を躊躇してはならない！

出血傾向の治療・患者説明

Do
- 局所的な活動性の出血で圧迫可能な部位なら圧迫止血を行おう。
- 止血に影響を与える薬剤は，特に活動性の出血がある場合は，可能な限り中止しよう。
- 出血の緊急性と重篤度について説明し，生命に関わる出血の場合は，緊急入院または転院が必要なことをよく説明しよう。
- 出血傾向をきたす原因が想定できれば，わかりやすく説明しよう。
- 専門的な対応が必要な場合は，可能性のある疾患を説明して，専門施設（**S**）に紹介しよう。

出血傾向に用いる線溶阻害薬トラネキサム酸について

トラネキサム酸（トランサミン®）750～2,000 mg/日　分3～4で内服
または，250～500mg/日を分1～2で静注

- DICに対しては，トラネキサム酸は原則禁忌。上部尿路からの出血に対しては注意が必要。なぜなら，DICでは微小血栓による臓器障害を悪化させる可能性があり，上部尿路からの出血では凝血塊が残存して尿路閉塞をきたす危険がある。

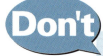

- トラネキサム酸をDICや上部尿路からの出血に安易に使ってはいけない！

血管性の原因による出血傾向への対応

カルバゾクロムスルホン酸ナトリウム水和物（アドナ®） 1日30〜90mg 分3で内服または，1日25〜100mgを静注

先天性凝固異常症の対応

- 血友病や他の先天性凝固異常症が疑われる場合は，専門施設（**S**）に紹介する。

◉ 血友病

- 血友病の診断がなされている患者に緊急対応が必要な出血があり，凝固因子製剤が入手可能ならば，専門施設紹介までに凝固因子製剤を投与するのはかまわない。

- 血友病は，重症例では小児期から定期補充療法を行う。軽症・中等症では出血症状出現時に出血部位と症状によって目標とするレベルがガイドラインで示されており，それを目標に低下している因子を補充する。

- 凝固因子に対するインヒビターが産生されると，補充療法の効果が低下または消失して止血効果は著しく低下する。

- このような場合はバイパス療法を行うために専門施設（**S**）への紹介が必須である。既に血友病の診断・治療がなされている場合は，かかりつけの専門施設（**S**）に連絡しよう。

◉ von Willebrand病

- von Willebrand病で出血をきたしている場合（多くは鼻出血），VWFの量が減少しているタイプ1と，質的異常のタイプ2の軽症型ではデスモプレシンが一部で有効だが，有効性には個人差がある。

- 病型診断のためには専門施設（**S**）に紹介する。

- 緊急時には，第Ⅷ因子／VWF濃縮製剤を投与する。

    デスモプレシン 0.2〜0.4μg/kg

    20mLの生理食塩水または5％ブドウ糖で稀釈して，20分かけて緩徐に静注

    第Ⅷ因子／VWF濃縮製剤

    コンファクト®F 第Ⅷ因子換算で30〜40単位/kgを緩徐に静注 1〜2回/日

    止血まで投与

- 凝固因子製剤がない凝固因子欠乏による出血には，FFPを輸注する。

新鮮凍結血漿（FFP）について

- 凝固因子製剤がない凝固因子欠乏により出血をきたしている場合に使用する。

- 肝障害による凝固因子の複合型低下により出血傾向をきたしている場合にも使用する。

- 止血に必要な凝固因子活性が20〜30％以上になるように輸注する。

- 複数の凝固因子が欠乏している場合は，輸注された凝固因子の生体回収率を100％

として計算する。

- 血漿1mL中には凝固因子が平均1単位含まれる（100%）。

◉ **FFP 120mL輸注後に期待される凝固因子活性の増加について**

- 循環血漿量は体重の4%なので，

  体重（kg）×0.04＝体重×0.04×1,000（mL）になる。

- FFP 120mLには120単位の凝固因子が含まれるので，期待される凝固因子活性の増加は下記の通り計算される。

  120単位÷循環血漿量（mL）＝120÷（体重×0.04×1,000）＝3÷体重＝300÷体重（%）。

- たとえば，体重50kgの患者に120mL（1単位）のFFPを輸注すると，期待される凝固因子活性の増加は，300÷50＝6%と計算される。

- 特定の凝固因子を補充する場合は，FFP輸注後の生体内回収率が凝固因子により異なるので，生体内回収率を乗じて補正する。

ビタミンK欠乏による出血への対応

- ビタミンK欠乏の出血に対して緊急の止血が必要な場合は，FFPを輸注する。

- 凝固因子の低下や出血が軽度の場合は，ビタミンKの経口投与も可能である。

  フィトナジオン（ビタミンK_1）　1日5〜15 mgを点滴またはゆっくり静注

  メナテトレノン（ケイツー®N）　1日20 mgを点滴またはゆっくり静注。症状，凝固検査の結果に応じて1日40 mgまで増量

血小板輸血の適応

- 血小板輸血の適応は，血小板産生低下，血小板分布異常，血小板の喪失または稀釈，先天性（遺伝性）の原因の血小板減少症，および先天性あるいは後天性血小板機能異常症のために出血傾向をきたしている場合などである。

- ITPで重篤な活動性出血を合併している場合や，DICで抗凝固療法と併用して血小板輸血も行われる。

  濃厚血小板10単位　1回30分〜1時間かけて輸血

参考文献

- 日本血栓止血学会編集委員会，編：わかりやすい血栓と止血の臨床. 南江堂, 2011.
- 朝倉英策：臨床に直結する血栓止血学. 中外医学社, 2013.
- Rydz N, et al：Semin Thromb Hemost. 2012;38(7):711-9.
- Kruse-Jarres R, et al: J Am Board Fam Med. 2014;27(4):549-64.

樋口敬和

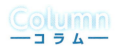

生活習慣病

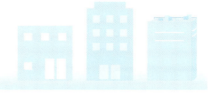

　生活習慣病には4つのレベルがある(図参照)軽症のレベル1から最重症のレベル4までである。

　レベル1はいわば湖にいる状態である。食生活の問題(糖質が多い，野菜不足，塩分が多い，脂肪が多い)，運動不足，喫煙，過度の飲酒，睡眠不足，過度のストレスなどの生活習慣の問題を抱えている。しかし，日常生活に何ら不自由は感じない。20歳代や30歳代の若者のほとんどは，この湖に住んでいる。

　しかし問題のある生活習慣を続けていると，レベル1からレベル2に進展することになる。湖を出て川を下っていく。40歳代や50歳代になると，この川を下る人が一気に増えてくる。

　レベル2とは，肥満症，高血圧，糖尿病，脂質異常症を発症した段階である。高血圧は1,000万人(推定3,000万人以上)，糖尿病は1,000万人(推定2,200万人以上)，脂質異常症は210万人といわれている。レベル2になっても，生活習慣を改善できれば重大事にはならない。軽症の肥満症，高血圧，糖尿病，脂質異常症なら，まだ正常に戻りうるからである。

　でも生活習慣の問題を放置していれば，川をさらに下ってレベル2からレベル3になる。レベル3は，虚血性心疾患(心筋梗塞，狭心症)，脳卒中(脳出血，脳梗塞)，糖尿病合併症(失明，人工透析)などを発症した段階である。臓器に不可逆性の変化が生じて日常的な医療が必要になる。

　レベル3に至っても生活習慣を改善できれば，そこにとどまることはできる。でも生活習慣の改善がなければ，ついには最重症のレベル4に至ってしまう。

　レベル4は，日常生活に重大な支障が生じた段階であり，半身麻痺や認知症を生じ介護に依存した状態である。川の下流からついに滝に落ちてしまう。

　日常的な医療や介護に依存しないで自立した生活ができる生存期間を，健康寿命という。健康寿命から平均寿命までの間が介護の必要な期間であり，男性では約9年，女性では約13年といわれる。

　超高齢社会を迎えて，平均寿命を長くすることも大切だが健康寿命を長くすることはもっと大切である。そのためには，良き生活習慣が最も重要である。

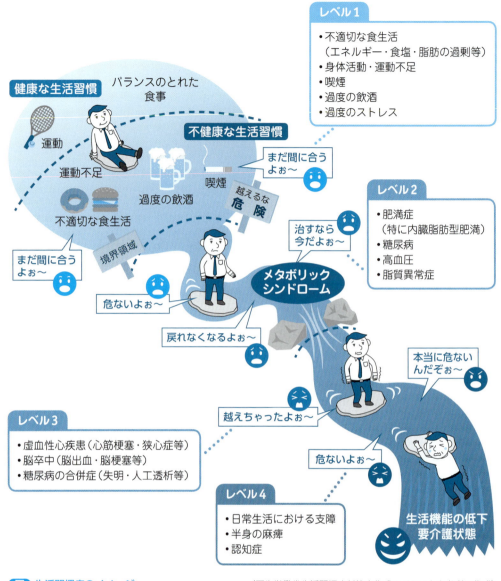

図　生活習慣病のイメージ　　　　　　　　　　（厚生労働省生活習慣病対策室作成のイラストを参考に作成）

　あなたもあなたの患者さんも，良き生活習慣をもって，どうか長い健康寿命を享受されますように。

岡田　定

第7章 リンパ節腫脹

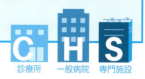

リンパ節腫脹の初期対応

- 全身状態不良など重篤感を伴うリンパ節腫脹は，すぐに対応可能な施設に紹介しよう（図1）。
- リンパ節腫脹は，年齢，病歴と経過，部位，性状，随伴症状などからアプローチしよう。
- 薬剤使用歴を確認しよう。
- リンパ節腫脹が局在性か全身性かを診断するために，全身を診察しよう。
- リンパ節にドレナージされるリンパ流の領域を考えてアプローチしよう。
- 圧痛があって軟らかいリンパ節腫脹は，まず炎症性・反応性疾患を考えよう。
- 1.5cm以上で圧痛のない硬いリンパ節腫脹は，まず悪性腫瘍を考えよう。
- 鎖骨上窩リンパ節腫脹をみたら，まず腫瘍性疾患を考えよう。
- 悪性腫瘍が疑われたら組織診断を試みよう（Tissue is the issue）。
- 若い女性で数週間続く発熱と圧痛のある弾性硬のリンパ節腫脹は，組織球性壊死性リンパ節炎（菊池病）を疑おう。

1. リンパ節腫脹のアプローチ

- リンパ節は全身に約600個存在し，大きさは長径1cm以下（鼠径部では2cm以下）である。
- リンパ節腫脹は，①反応性（感染症，自己免疫疾患，薬剤性，その他），②腫瘍性（転移性，造血器腫瘍），③蓄積性（非常に稀）の原因で起こる（表1）。
- 成人で鼠径部以外に1cm以上のリンパ節を認め，その原因が明らかでない場合は，精査が必要である。
- リンパ節腫脹は本人が気づいて来院することも，医師が診察中に気づくこともあるが，リンパ節腫脹に気づいた時期，増大の速さ，自発痛や圧痛の有無を聴取する。
- 薬剤使用歴，外傷・歯科治療歴，ペットの飼育歴，海外渡航歴を確認し，発熱や体重減少の有無も確認する。

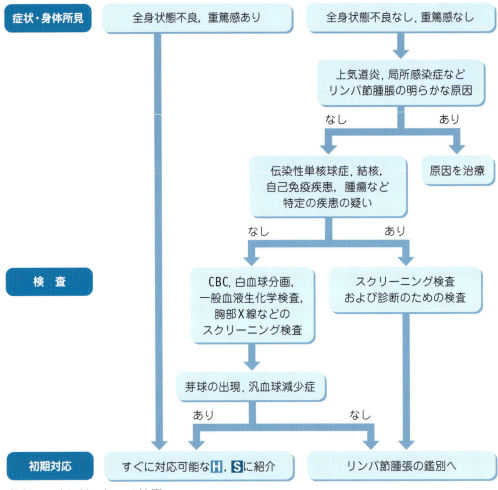

CBC：complete blood count（血算）

図1 リンパ節腫脹の初期対応

- リンパ節腫脹へのアプローチでは，年齢はとても重要である．若年者では反応性，高齢者では悪性腫瘍の頻度が高い．
- 30歳以下では80％が反応性だが，50歳以上では60％が腫瘍性である．
- 身体診察では，腫脹リンパ節の大きさ，数，部位と分布，性状に注目する．なかでも触診による性状が大切である．
- 全身のリンパ節領域を診察して，リンパ節腫脹が局所性か全身性かを診断する．肝臓と脾臓の腫大の有無も確認する．
- リンパ節腫脹の75％は局所性腫脹であり，55％が頸部リンパ節腫脹，25％が全身性リンパ節腫脹である．
- 局所性のリンパ節腫脹では，腫脹したリンパ節に灌流するリンパ流の上流領域について特に注目する（表2）．

表1 リンパ節腫脹をきたす疾患

機序			原因疾患
反応性	感染症	ウイルス感染症	上気道炎，伝染性単核球症，サイトメガロウイルス感染症，麻疹，風疹，水痘，単純ヘルペス，HIVなど
		細菌感染症	化膿菌，ブドウ球菌，溶連菌，結核，性病，ネコひっかき病など
		その他	梅毒，ツツガムシ病，トキソプラズマ症，真菌，寄生虫など
	感染症以外	自己免疫性疾患	全身性エリテマトーデス，関節リウマチ，Sjögren症候群，皮膚筋炎，甲状腺機能亢進症，Addison病など
		薬剤性	フェニトイン，ヒダントイン，カルバマゼピン，カプトプリル，ヒドララジンなど
		その他	組織球性壊死性リンパ節炎，皮膚病性リンパ節症，サルコイドーシス，Castleman病，木村病，血清病，成人発症Still病など
腫瘍性	転移性		癌，肉腫の転移
	造血器腫瘍		悪性リンパ腫，リンパ性白血病（急性・慢性），急性骨髄性白血病，成人T細胞性白血病，マクログロブリン血症など
蓄積性			Gaucher病，Niemann–Pick病など

表2 リンパ節腫脹の上流領域と鑑別診断

リンパ節	リンパ流の上流領域	リンパ節腫脹をきたす頻度の高い疾患
前頸部	咽頭，喉頭，舌	頭頸部感染症，歯周炎，上気道感染，伝染性単核球症，組織球性壊死性リンパ節炎，甲状腺炎，頭頸部悪性腫瘍，悪性リンパ腫など
後頸部	頭皮，頸部，上縦隔	伝染性単核球症，結核，頭頸部悪性腫瘍，悪性リンパ腫など
耳介前部	頭皮，耳介，眼瞼，結膜	外耳炎，悪性リンパ腫など
耳介後部	頭皮，耳介，外耳道	外耳炎，頭皮感染症，悪性リンパ腫など
顎下	口腔内，扁桃	頭頸部感染症，歯周炎，上気道感染，頭頸部悪性腫瘍，悪性リンパ腫など
右鎖骨上窩	縦隔，肺，食道	肺・食道悪性腫瘍，悪性リンパ腫など
左鎖骨上窩	縦隔，肺，腹腔内，骨盤内	消化器・骨盤内悪性腫瘍，悪性リンパ腫など
腋窩	上腕，乳腺，胸壁	上肢の炎症，乳腺の悪性腫瘍，悪性リンパ腫など
滑車上	前腕，手	前腕・手の皮膚感染症，悪性リンパ腫など
鼠径	下腹部，下肢，外性器，骨盤底部，肛門	下肢・性器の炎症，性行為感染症，陰部・骨盤腔悪性腫瘍，皮膚悪性腫瘍，悪性リンパ腫など

- 感染症によるリンパ節腫脹では，原因により広がりが異なる。
- 細菌，マイコバクテリア，真菌，クラミジア，寄生虫では，感染領域に限局している。
- Epstein-Barrウイルス（EBV），サイトメガロウイルス（CMV），ヒト免疫不全ウイルス（HIV），トキソプラズマなどでは，複数のリンパ領域に及ぶことが多い。
- 全身性リンパ節腫脹で，左右対称なら反応性，非対称なら腫瘍性の可能性を考える（図2）。
- 悪性リンパ腫などの造血器腫瘍は全身性腫脹が多いが，初期には限局性である。
- 固形癌のリンパ節への転移は通常は局所性だが，進行すると全身性になる。

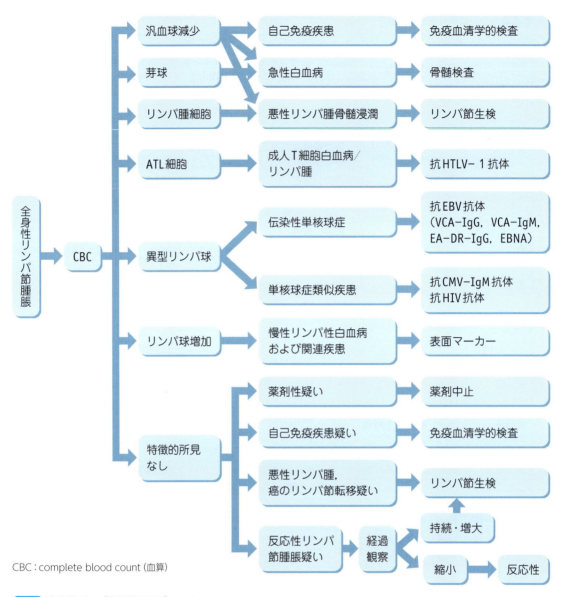

CBC：complete blood count（血算）

図2 全身性リンパ節腫脹のアプローチ

- 鎖骨上窩のリンパ節腫脹は，反応性は稀であり，腫瘍性や肉芽腫（サルコイドーシスなど）を考える（表2）。
- 右鎖骨上窩では縦隔，肺，食道の悪性腫瘍の転移，左鎖骨上窩（Virchowリンパ節）では消化器，骨盤内臓器の悪性腫瘍の転移を考える。悪性リンパ腫はどちらでも考える（表2）。
- リンパ節の性状では，大きさ，圧痛の有無，硬さ，可動性がポイントである。
- 圧痛のある軟らかいリンパ節腫脹は，まずウイルスや細菌感染症などの炎症性・反応性疾患を考える。

- 1.5cm以上の大きさで圧痛のない硬いリンパ節腫脹は，悪性腫瘍の可能性が高い。
- 悪性リンパ腫などの造血器腫瘍は，通常，弾性硬で可動性のあるリンパ節腫脹である。
- 癌がリンパ節にリンパ性に転移した場合は，通常，石様硬になり可動性に乏しい。しかし，癌がリンパ節に血行性に転移した場合には，弾性硬で可動性が保たれていることがある。
- 結核，梅毒，トキソプラズマのリンパ節炎も，圧痛のない弾性硬であることがある。
- リンパ腫の一部（古典的ホジキンリンパ腫の結節硬化型）でも石様硬になりうる。
- 炎症性リンパ節腫脹は圧痛を伴い，腫瘍性腫脹では圧痛を伴わないのが原則である（図3）。
- しかし，結核などによる慢性のリンパ節炎では無痛性で硬くなりうるし，悪性腫瘍でも急速に増大しているときは軽度の自発痛・圧痛を伴うこともあるので，自発痛・圧痛の有無だけでは反応性か腫瘍性かは鑑別できない（図3）。

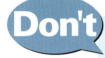

- リンパ節腫脹に痛みや圧痛があるからといって，腫瘍性を否定してはいけない。

- しかし，リンパ節腫脹の性状からおおよその鑑別診断を考えてアプローチするのが原則である。
- 病歴，身体所見などから総合的に考えられる病態に応じて検査を進める。
- 原因が診断できない場合は，リンパ節生検を行うか経過観察とする。

- 原因が診断できないリンパ節腫脹は，生検を行うか，状態により2～12週間経過観察する。

- 2週間以内に縮小傾向のあるリンパ節腫脹や，1年以上増大傾向のないリンパ節腫脹は，腫瘍性の可能性は低い。
- 大きさが不変あるいは増大傾向があれば，生検を考慮する。
- 診断が不明なリンパ節腫脹に対して，副腎皮質ステロイドを使用するのは避ける。悪性リンパ腫や白血病の診断を遅らせたり，組織診断を困難にする可能性があるからである。

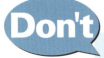

- 確定診断の前に，安易に副腎皮質ステロイドを投与してはいけない。

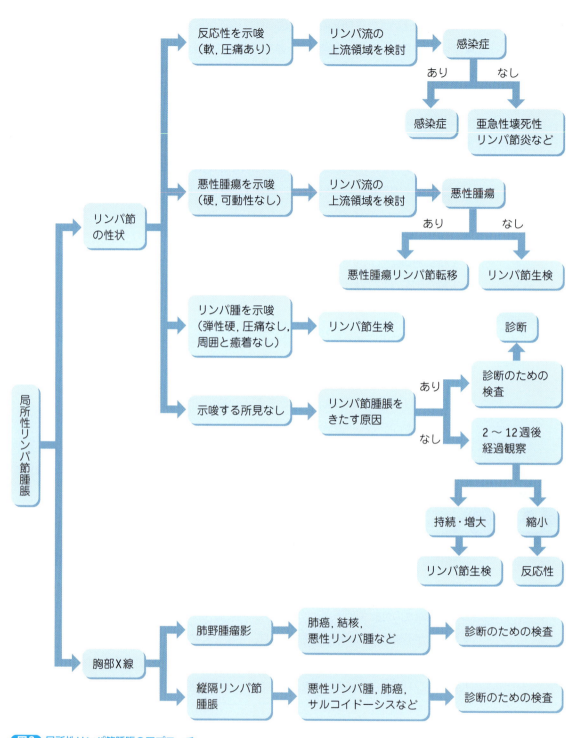

図3 局所性リンパ節腫脹のアプローチ

2. 頻度の高いリンパ節腫脹（表1）

- リンパ節腫脹をきたす疾患は多いが，一般外来では70％以上が反応性リンパ節腫脹である。年齢，腫脹リンパ節の部位により原因疾患の頻度は異なる。
- 若年者では反応性，高齢者では悪性腫瘍の頻度が相対的に高い。
- 30歳以下では80％が反応性リンパ節腫脹だが，50歳以上では60％が腫瘍性である。

3. 緊急性の見きわめと初期対応（図1）

- 全身状態が不良な場合や重篤感がある場合は，緊急対応が必要な場合がある。
- 血算で芽球を認め急性白血病が疑われる場合は，緊急で専門施設（Ｓ）に紹介する。
- 汎血球減少を伴う場合も，急性白血病，悪性リンパ腫，血球貪食症候群の合併などの可能性があり，すぐに専門施設（Ｓ）に紹介する。

4. 重篤性の見きわめと初期対応

- 急性白血病は重篤であり，すぐに専門施設（Ｓ）に紹介する。
- 悪性リンパ腫は，組織型，進行度などにより重篤性が異なる。
- 悪性腫瘍のリンパ節転移は既に進行した状態であり，それだけで重篤である。対応は患者により異なる。
- 反応性リンパ節腫脹は，原因の重篤性に応じて対応する。

例題 1

57歳男性。2週間前から風邪と診断され，他院で投薬を受けていたが改善せず，頸部リンパ節腫脹に気づき来院した。
咽頭発赤があり，両側頸部に2cmまでの弾性硬で圧痛がなく，可動性のあるリンパ節を数個触知する。脾臓を2横指触知する。
WBC 20,300/μL，Hb 10.2g/dL，Plt 6.0×10^4/μL，LDH 735U/L。

Q 緊急性と重篤性は？

....

A 緊急性があり，重篤である！

....

- 高度な白血球（WBC）増加と貧血，血小板（Plt）減少を認め，脾腫もあり，急性白血病が疑われる。緊急の対応が必要な重篤な疾患である。

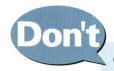

- 「白血球高度増加＋貧血＋血小板減少≒急性白血病」を忘れてはいけない！

Q 対応は？

A すぐに対応可能な専門施設（S）に紹介する。

- 骨髄検査の結果，急性リンパ性白血病と診断された。

例題2

> 72歳男性。1カ月前から腹部膨満感が出現。2週間前から両下肢の浮腫と息苦しさが増強して食事摂取ができなくなり，体動も困難となり家族に連れられて来院。両側頸部，腋窩に，大豆大までの大きさの弾性硬で，圧痛がなく，可動性のあるリンパ節を数個ずつ触知する。右呼吸音が減弱し，腹部膨満が著明。両下肢は浮腫状。
> WBC 7,100/μL, Hb 11.7g/dL, Plt 27.0×10^4/μL, Cr 2.16mg/dL, LDH 233U/L。
> 胸部X線で右側に大量の胸水を認め，腹部X線では全体に透過性が低下し，腸管ガスの圧排所見を認めた。

Q 緊急性と重篤性は？

A 緊急性があり，重篤である！

- 身体所見と腹部X線からは，腹水貯留または腹部腫瘤が考えられる。大量の胸水と腹部膨満によると思われる呼吸困難を伴っている。また，経口摂取できていない状態で腎機能障害も認める。速やかな対応が必要であり，緊急入院とした。
- 腎障害のため造影剤は使用せずに，胸腹部の単純CT検査を行った。
- CTでは，腹部傍大動脈から腸間膜まで一塊となった腫瘤と両側胸水，腹水を認めた。

Q 疑われる疾患は？

A 悪性リンパ腫！

- 全身性に弾性硬で圧痛のないリンパ節腫脹を認め，悪性リンパ腫が強く疑われた。
- 右胸水を排液し，呼吸困難は軽快した。胸水の細胞診で悪性リンパ腫が考えられた。
- 頸部リンパ節生検を行い，非ホジキンリンパ腫（濾胞性リンパ腫）と診断した。

リンパ節腫脹の鑑別

リンパ節生検の適応

- リンパ節生検の主な適応は，腫瘍性が考えられ生検でしか診断できないと考えられるときである。
- それ以外の適応は，肉芽腫病変が疑われるがより低侵襲の検査で診断できない場合や，どうしても診断できない場合などである。
- 年齢（＞40歳），部位（鎖骨上窩リンパ節），大きさ（＞1.5cm），性状（硬く圧痛なし），持続（＞4週間），全身性リンパ節腫大，肝脾腫，全身症状（発熱，寝汗，体重減少）などは悪性腫瘍を示唆する。
- 若年者で原因不明の＜1cmのリンパ節腫大なら，全身症状がなければしばらく経過をみる。

- リンパ節生検の適応について十分検討しよう。

- 悪性リンパ腫が疑われたら，可能な限り穿刺吸引細胞診ではなくリンパ節生検を行う。
- リンパ節生検は，アプローチが容易な部位の最大のリンパ節を生検するのが原則。
- 可能ならば，頸部，鎖骨上窩リンパ節を選択する。
- 頭頸部癌が疑われる場合は，リンパ節生検は腫瘍を播種させたり局所再発をきたす危険があるので，侵襲性の低い穿刺吸引細胞診を行う。耳鼻咽喉科にコンサルトする。

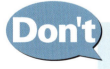

- 侵襲性の低い検査で診断可能な場合は，安易にリンパ節生検を行ってはいけない。

例題3

> 75歳女性。20年前から他院整形外科で関節リウマチに対して治療中。2カ月前から咽頭痛を自覚し、頸部リンパ節腫大に気づき来院。
> 両側頸部と鎖骨上窩に2cmまでの弾性硬、境界明瞭で圧痛がなく可動性良好なリンパ節を数個触知する。
> WBC 6,400/μL、Hb 8.9g/dL、Plt 34.6×10^4/μL、LDH 270U/L。

Q 緊急性と重篤性は？

A 緊急性も重篤性もなさそうである。

Q 問診でさらに確認すべきことは？

A 内服薬！

- 関節リウマチ(RA)に対して、約10年からメトトレキサート(MTX)を内服していた。
- MTX関連リンパ増殖性疾患(MTX-associated lymphoproliferative disorders；MTX-LPD)が疑われ、耳鼻咽喉科にリンパ節生検を依頼した。
- 耳鼻咽喉科での内視鏡検査で、披裂喉頭蓋付近に10mm大の腫瘤を認めて生検した。
- 生検組織は、異形成を伴ったTリンパ球の著明な浸潤の中に大型のB細胞を巣状に認め、MTX関連リンパ増殖性疾患と診断した。

- リンパ節腫脹をみたら、薬剤使用歴も確認しよう。

Q 対応は？

A MTXの中止！

- 整形外科の主治医に連絡し、MTXを中止して他の薬剤に変更していただいた。
- 2週間後には頸部リンパ節の縮小傾向を認めた。

- 反応性リンパ節腫脹をきたすことのある薬剤（表1）のほかに，MTX内服中のRA患者に悪性リンパ腫や他のリンパ増殖性疾患を発症することが知られており，MTX関連リンパ増殖性疾患と呼ばれる。
- MTX関連リンパ増殖性疾患は節外病変が多く，40〜50％が節外病変である。
- 組織は多彩だが，びまん性大細胞型B細胞リンパ腫（DLBCL）の頻度が最も高く（35〜60％），ついでホジキンリンパ腫が多い（12〜35％）。
- MTX中止により自然消褪する症例があり，悪性リンパ腫と診断された症例でも自然消褪することがある。DLBCLの約40％がMTX中止で自然消褪するといわれる。
- MTX関連リンパ増殖性疾患は，すぐにMTXを中止することがきわめて重要である。
- MTX中止後も増大したり，寛解に至らなかったり，再度増大した場合などは，組織型，臨床病期に応じた治療が必要になる。
- 患者には，自然消褪の可能性と他の治療が必要となる可能性についてよく説明する。

- MTX使用時は，MTX関連リンパ増殖性疾患を忘れてはいけない！

例題4

> 21歳女性。3日前から咽頭痛と発熱が出現し，頸部リンパ節腫大に気づき受診した。咽頭は発赤し，両側の扁桃が腫大し白苔を認める。両側頸部に0.5〜2.0cm大で圧痛のある弾性軟のリンパ節を多数触知する。脾臓を2横指触知する。
> WBC 6,600/μL（分葉核球23％，リンパ球25％，好酸球2％，単球5％，異型リンパ球45％），Hb 11.8g/dL，Plt 19.6×10⁴/μL，AST 40U/L，ALT 75U/L，LDH 420U/L。

Q 考えられる疾患は？

A 伝染性単核球症！

- 発熱，白苔を伴った扁桃腫大，圧痛のある弾性軟の頸部リンパ節腫脹，脾腫，血算で異型リンパ球45％などは，伝染性単核球症として典型的である。

Q 対応は？

A 安静と補液などの対症療法。

- 伝染性単核球症では，食思不振，嘔気，頭痛を伴うことが多く，ぐったりとして重症感を伴うこともあり，肝機能障害を認めることも多い。
- 症状に応じて，入院あるいは外来で補液を行う。
- 発熱や疼痛に対しては，非ステロイド性抗炎症薬 (NSAIDs) を使用する。
- 症状が強いときやNSAIDsで効果不十分のときは，少量の副腎皮質ステロイドを使用する。

Q 抗菌薬の適応は？

A 抗菌薬は使用しない！

- EBVによるウイルス感染症であり，当然，抗菌薬の適応はない。
- 特に，ペニシリン系の抗菌薬は高頻度に皮疹を生じることがあり禁忌である。

Q 診断に必要な検査は？

A EBVの抗体検査！

- EBVの抗体検査の結果は、次の通り。
  VCA-IgG 320倍 (0.5倍未満が陰性)，VCA-IgM 80倍 (0.5倍未満が陰性)，EA-DR-IgG 2.0倍 (0.5倍未満が陰性)，EBNA 10倍未満 (10倍未満が陰性)。
- EBVの初感染による伝染性単核球症と診断した (**表3**)。

表3 抗体のパターンによるEBV感染の診断

	未感染	既感染	初感染（伝染性単核球症）	
			急性期	回復期
VCA-IgG	−	+	2 +	+
VCA-IgM	−	−	+	−
EA-DR-IgG	−	−	2 +	+
EBNA	−	+	−	−〜+

VCA：viral capsid antigen (ウイルス外殻抗原)，EA：early antigen (早期抗原)，
EBNA：Epstein-Barr nuclear antigen (EBV由来核内抗原)

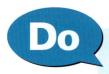

- 伝染性単核球症が疑われたら，抗EBV抗体（VCA-IgG, VCA-IgM, EA-DR-IgG, EBNA）を検査しよう。

Q 診断のためにリンパ節生検を行う？

A 行わない！

- 伝染性単核球症の診断はEBVの抗体検査によって確定できるので，生検の適応はない。
- 伝染性単核球症のリンパ節の組織は，EBV感染細胞がクローン性に増殖したり染色体異常が検出されることもあり，悪性リンパ腫と誤診される可能性がある。
- 若い患者が多く，若年者の頸部に生検による傷を残すことにもなり，腫瘍性病変との鑑別が困難でない限り生検は行わない。

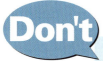

- 伝染性単核球症では，原則としてリンパ節生検は行ってはいけない。

- 伝染性単核球症は，末梢血中のリンパ球と異型リンパ球の増加があり（リンパ球数が白血球分画の50％または5,000/μL以上，異型リンパ球が10％または1,000/μL以上），発熱，咽頭炎・咽頭痛，リンパ節腫脹の三主徴を認めるときに疑う。
- 10歳代から若年成人でEBVに初感染した患者の一部が発症する。
- CMV感染症，急性HIV感染症，ヒトヘルペスウイルス6型（HHV-6）感染症でも同様の臨床症状を呈することがあり，単核症類似疾患と呼ばれる。EBV陰性のときに，これらを考慮する。

Q 生活面で気をつけることは？

A 3〜4週間は強い接触を伴うスポーツは避ける！

- 脾腫がある場合，稀ではあるが3週間以内に脾臓破裂をきたすことがあり，この期間はコンタクトスポーツを避けるように指導する。

例題5

> 24歳女性。2週間前に右頸部リンパ節腫脹に気づいた。1週間前には左頸部リンパ節腫脹，3日前には38℃台の発熱も出現した。
> 右頸部に2cm大の圧痛を伴う弾性硬のリンパ節を触知し，1.5cmまでの同様のリンパ節を左右頸部に数個触知する。
> WBC 1,600/μL（分葉核球60.0%, リンパ球30.5%, 好酸球1.5%, 単球8.0%），Hb 11.6g/dL, Plt 12.1×10⁴/μL, LDH 677U/L。

Q 最も考えられる疾患は？

A 組織球性壊死性リンパ節炎（菊池病）！

- 若い女性の頸部に限局した圧痛のあるリンパ節腫脹であり，炎症性・反応性疾患を疑う。
- 組織球性壊死性リンパ節炎は，若い女性に多く，発熱を伴う頸部リンパ節腫脹をきたし亜急性の経過をとる原因不明の疾患である。
- リンパ節腫脹の性状は，悪性リンパ腫のように弾性硬であり，炎症性・反応性疾患のように圧痛がある。そのために診断に迷うことがある。
- 検査所見では，時に白血球減少をきたし，LDH高値をきたすこともある。
- 確定診断はリンパ節生検によるが，若い女性に多く，生検まですることは少ない。
- 臨床所見から本症を疑い，軽症の場合は無治療で経過をみるが，症状が強ければNSAIDsあるいは少量の副腎皮質ステロイドで治療する。
- 副腎皮質ステロイドはプレドニン®を15～30mg/日を使用するが，著効例が多い。
- 時に再発することもある。

- 若い女性で数週間の発熱と圧痛のある弾性硬のリンパ節腫脹をみたら，組織球性壊死性リンパ節炎を疑おう。

例題6

> 72歳女性。2週間前に上気道炎で他院受診時に右頸部リンパ節腫脹を指摘され，紹介受診した。右頸部から右鎖骨上窩に，2.5cm，1cm，0.5cmの弾性硬で圧痛を伴わない可動性良好のリンパ節を触知する。
> WBC 4,200μL（分画に異常はない），Hb 11.0g/dL，Plt 20.6×10⁴/μL，LDH 217U/L。

Q 考えられる疾患は？

A 悪性リンパ腫または転移性腫瘍！

- リンパ節腫脹の性状からは，炎症性よりは腫瘍性のものが考えやすい。
- 高齢者の1.5cm以上の大きさの圧痛のないリンパ節腫脹では，腫瘍性リンパ節腫脹の頻度が高い。
- 鎖骨上窩リンパ節腫脹を認めることも腫瘍性リンパ節腫脹を示唆する。

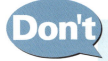

- 1.5cm以上で圧痛のない硬いリンパ節腫脹は，まず悪性腫瘍を考えよう。
- 鎖骨上窩リンパ節腫脹をみたら腫瘍性疾患を考えよう。

Don't
- 圧痛のない弾性硬で可動性のあるリンパ節腫脹という性状だけで，リンパ腫以外の疾患を否定してはいけない。

- 癌のリンパ節転移では，通常は石様硬になり可動性に乏しい。しかし，癌がリンパ節に血行性に転移した場合は，可動性のある弾性硬のリンパ節腫脹になりうる。

Q 診療情報提供書には可溶性インターロイキン2受容体（sIL-2R）1,040U/mL（基準値145～519）とあったが，sIL-2R高値で悪性リンパ腫と診断できるか？

A No！ sIL-2Rが著しく高値の場合は悪性リンパ腫が強く示唆されるが，sIL-2R高値だけでは診断できない。

- sIL-2Rは特異性が低い検査であり，感染症や自己免疫疾患などでも高値となること

第7章 ● リンパ節腫脹

がある．また悪性リンパ腫でも増加しないことも少なくない．
- sIL-2Rは悪性リンパ腫の診断的意義は低く，悪性リンパ腫の診断確定後の病勢を示すマーカーとして経過観察に用いられる．ただし，著しい高値（通常2,000 U/L以上）の場合は，悪性リンパ腫の可能性を念頭に置いて精査する．

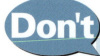

- sIL-2R高値だけで悪性リンパ腫と診断してはならない．

Q 次に行うことは？

A 全身のCT．

- 全身のCTを行ったところ，両側鎖骨上窩と右頸部にリンパ節腫脹を認め，胸部上部食道に壁肥厚を認めた．
- 食道癌が疑われ，すぐに上部消化管内視鏡検査を行った．食道に腫瘍性病変を認め，生検にて扁平上皮癌と診断した．
- 両側鎖骨上窩と右頸部のリンパ節腫脹は，食道癌のリンパ節転移と考えられた．

例題7

66歳女性．1カ月前に左頸部リンパ節に気づき徐々に大きくなったため来院．左頸部と鎖骨上窩に1.5cmと1cmの弾性硬，可動性良好で圧痛を伴わないリンパ節を触知．
WBC 4,200 μL（分画に異常はない），Hb 11.0g/dL，Plt 20.6×10^4/μL，LDH 217U/L．

Q 考えられる疾患は？

A 悪性リンパ腫または転移性腫瘍．

- 例題6と同様，悪性リンパ腫または転移性腫瘍が示唆される．

Q 次に行うことは？

A 全身のCT．

- 全身のCTでは，両側深頸部，鎖骨上窩，腋窩，縦隔，腹部大動脈周囲リンパ節腫脹を認めた。
- 悪性腫瘍を示唆する所見として，年齢（＞40歳），部位（鎖骨上窩リンパ節），大きさ（＞1.5cm），性状（硬く圧痛なし），持続（＞4週間），全身性リンパ節腫脹（認める）などがあり，リンパ節生検の適応と考える。
- 頸部リンパ節生検を施行し，古典的ホジキンリンパ腫混合細胞型と診断した。この時点で臨床病期はⅢ期以上と診断される。
- 骨髄生検とFDG-PET-CTを施行し，ⅢA期と診断した。

リンパ節腫脹の治療・患者説明

治療

- 原因が診断されたら，原因に応じた治療を行う。
- 薬剤性が疑われたら，当該薬剤を中止して経過観察する。
- 腫瘍性リンパ節腫脹の原因が診断されたら，各専門科に紹介する。
- 組織球性壊死性リンパ節炎に対しては，NSAIDsあるいは少量の副腎皮質ステロイドで治療する。

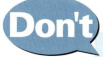

- 診断確定の前に，安易に副腎皮質ステロイドを投与してはいけない。

患者説明

- 反応性リンパ節腫脹と考えられる場合は，「リンパ節腫脹については特に心配なく，原因の治療を行うと縮小するでしょう」と説明し，原因の診断の方針と，考えられる治療について説明する。
- 腫瘍性が疑われる場合は，まず診断を確定する必要があることを説明し，診断の方針を説明する。
- 腫瘍が疑われてもリンパ節腫脹の性状だけでは確定診断はできないので，可能性の高い疾患について説明はしても，診断を断定するような説明は避ける。
- 診断がつかない場合は，可能性のある原因と診断の限界についてよく説明して了解してもらい，経過観察の中で生検や他の検査が必要になることを説明する。

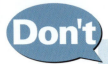

- 腫瘍性リンパ節腫大が考えられても，診断前に断定的な説明をしてはいけない (Tissue is the issue)。

参考文献
- Ferrer R：Am Fam Physician. 1998；58(6)：1313-20.
- Ghirardelli ML, et al：Haematologica. 1999；84(3)：242-7.
- Habermann TM, et al：Mayo Clin Proc. 2000；75(7)：723-32.
- Bazemore AW, et al：Am Fam Physician. 2002；66(11)：2103-10.
- Gaddey HL, et al：Am Fam Physician. 2016；94(11)：896-903.
- Pynnonen MA, et al：Otolaryngol Head Neck Surg. 2017；157(2_suppl)：S1-S30.

樋口敬和

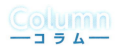

少子超高齢社会と未来の医療

　日本の少子高齢化が本当に深刻になるのはこれからである。全人口の65歳以上の割合である高齢化率は，現在既に25％を超えているが，2025年には30％，2060年には40％に達する。

　問題は高齢者の激増だけではない。高齢者がさらに高齢化し，出生数が進行性に減少して社会を支える勤労世代（20～64歳）が激減することである。日本は人類がかつて経験したことのない少子超高齢社会を経験することになる。

　未来の医療では，非高齢者を「治す医療」ではなく高齢者を「支える医療」が主流になるだろう。非高齢者を対象とした病院完結型の「治す医療」から，高齢者を対象とした地域完結型の「支える医療」である。

　高齢者医療では，高齢者の臓器機能と全身状態のバランスを取りながら，少しでも自立した生活をめざすことが求められる。生命予後を改善することよりも，QOLやQOD（quality of death）を改善することである。

　高齢者のQODの改善には，本人の意思を尊重することが基本になる。家族ではなく本人が，「この先，自分はどうしたいのか」「食べられなくなったらどうしたいのか」「どこで暮らしたい（亡くなりたい）のか」「最期の延命処置はどうしてほしいのか」を決められるように支援することである。

　生活習慣病やフレイルの予防が大きな課題になるだろう。そのためには地域の医療や介護に従事する多職種の協働がキーになるだろう。

　高齢者の理想は長く生きることではない。長さよりも最期まで人の世話にならないで元気に生きることである。最期は苦しむことなくコロリと逝くこと，ピンピンコロリ（PPK）である。

　PPKを達成するにはどうしたらよいか。健やかな生活習慣を続け，大きな病気にならないで長生きすることである。日本でもドイツでも，「長生きするほど臥床期間が短く，医療費が少なくなる」ことが報告されている。

　60歳代，70歳代で重症の生活習慣病に罹患すると，長期臥床，高額医療のリスクは高い。一方，100歳以上の長寿者の95％は90歳代になるまで大病を患わない。長寿になるほど，PPKを達成する確率は高くなるのである。

　現代医療は疾病の診断・治療が中心である。一般国民も生活習慣がどうであれ心身に

苦痛がなければ医療の必要性を感じない。医療者も国民も，医療とは心身の苦痛を取り除くことだと思っている。

　しかし，疾病を治療してもその疾病の原因を取り除かなければ，早晩，新たな疾病を引き起こす。逆に，若い頃から生活習慣の重要性を理解し，健やかな生活習慣があれば，生涯に経験する疾病は激減するだろう。仮に疾病が生じても，生活習慣を改善できれば予後はまったく異なるだろう。

　未来の医療の肝は，国民的な生活習慣の改善にあるのではないだろうか。

岡田　定

第8章 M蛋白血症と血清蛋白異常

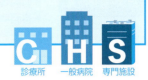

M蛋白血症と血清蛋白異常の初期対応

- M蛋白（単クローン性免疫グロブリン）≧3g/dLの場合は，専門施設（S）に紹介しよう（図1）。
- M蛋白<3g/dLでも，CRAB症状（C：hypercalcemia, R：renal insufficiency, A：anemia, B：bone lesion）を認める場合は，専門施設（S）に紹介しよう（図1）。
- C（高カルシウム血症）による意識障害，R（腎不全），B（病的骨折，圧迫骨折，脊髄圧迫）などをきたしている場合は，すぐに対応可能な専門施設（S）に紹介しよう。
- 高γグロブリン血症による過粘稠度症候群の症状を認める場合も，緊急で専門施設（S）に紹介しよう。
- 症状を有する多発性骨髄腫をみたら，すぐに専門施設（S）に紹介しよう。

1. 血清蛋白の基本

- 血清蛋白はアルブミン（Alb）とグロブリンからなる（図2）。
- 電気泳動にてグロブリンは，α_1グロブリン分画，α_2グロブリン分画，βグロブリン分画，γグロブリン分画に分類される。
- Albは脱水で高値となり，腎疾患，肝疾患，慢性疾患，消耗性疾患，低栄養状態など様々な原因で低下する。
- α_1グロブリン分画，α_2グロブリン分画，βグロブリン分画は，急性炎症，悪性腫瘍，外傷などの組織障害に反応して増加し，ほかにも様々な病態により増減する。
- 血清蛋白異常の大部分はγグロブリンの異常であり，高γグロブリン血症がほとんどである。
- 今日では膠質反応〔チモール混濁試験（TTT），硫酸亜鉛混濁試験（ZTT）〕が行われることは少なく，血清総蛋白（TP）高値でAlb正常または低値によって，高γグロブリン血症が疑われる場合がほとんどである。

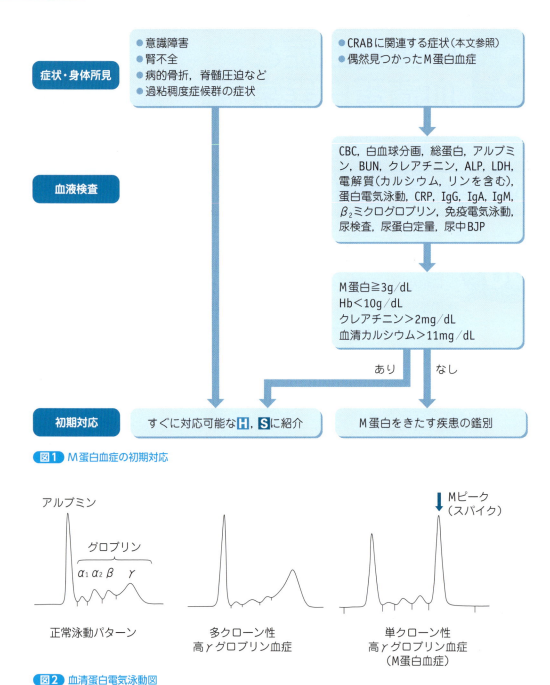

図1 M蛋白血症の初期対応

図2 血清蛋白電気泳動図

- 特に，単一の免疫グロブリンからなる単クローナルなM蛋白血症が重要。
- M蛋白血症以外の多クローン性高γグロブリン血症（表1）が臨床的に問題となることは少なく，M蛋白をきたす疾患（表2）が重要である。

表1 多クローン性高γグロブリン血症をきたす疾患

感染症
ウイルス感染症（特に肝炎ウイルス，HIV，単核球類似疾患など） 細菌感染症 結核 伝染性単核球症
自己免疫疾患，膠原病
全身エリテマトーデス，関節リウマチ，Sjögren症候群，側頭動脈炎， 全身性硬化症など
肝疾患
ウイルス性肝炎，肝硬変，自己免疫性肝炎，原発性胆汁性胆管炎など
悪性腫瘍
固形腫瘍，造血器腫瘍
リンパ増殖性疾患
その他の疾患
サルコイドーシス 炎症性腸疾患 甲状腺機能亢進症，橋本病 その他の慢性疾患

表2 M蛋白をきたす疾患

形質細胞腫瘍と関連疾患	自己免疫疾患
多発性骨髄腫 MGUS POEMS症候群 Castleman病 原発性アミロイドーシス 孤立性形質細胞腫	全身エリテマトーデス 関節リウマチ Sjögren症候群
	感染症
	HIV／AIDS C型肝炎 慢性感染症　など
B細胞リンパ増殖性疾患	
非ホジキンリンパ腫 慢性リンパ性白血病 リンパ形質細胞性リンパ腫 （マクログロブリン血症） 重鎖病	悪性腫瘍
	肺癌 腎細胞癌　など
	皮膚疾患
骨髄腫瘍性疾患	Schnitzler症候群 硬化性粘液水腫　など
骨髄異形成症候群 慢性骨髄性白血病 真性赤血球増加症 慢性好中球性白血病	その他の疾患
	クリオグロブリン血症 寒冷凝集素症 脂質代謝異常

2. M蛋白血症をみたとき

- M蛋白をきたす病態は多いが，大部分は無症状である（**表2**）。

- 健康診断やほかの疾患の採血で偶然に血清蛋白異常が疑われることがほとんどである。

- ときにM蛋白をきたす基礎疾患による症状を認めるが，M蛋白それ自体による症状

- を認めることは少ない。
- M蛋白血症による症状をきたす疾患は，主に形質細胞腫瘍とB細胞リンパ増殖性腫瘍で，特に多発性骨髄腫である。ほかには原発性（Waldenström）マクログロブリン血症（リンパ形質細胞性リンパ腫）と原発性アミロイドーシスがあるが，頻度は低い。
- M蛋白に起因する症状は，過粘稠度症候群による頭痛，意識障害，めまい，視覚障害，鼻出血など非特異的な症状である。
- 過粘稠度症候群はIgMが著増する原発性マクログロブリン血症で起こりやすい。IgM以外ではM蛋白＞3g/dLに著増した多発性骨髄腫でみられることがあるが，その場合は多発性骨髄腫に関連したほかの症状も伴っている。
- アミロイド沈着によるネフローゼ症候群による浮腫，心アミロイドーシスによる心不全，手根管症候群や多発神経炎なども，ときにみられる。

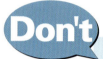

- M蛋白は骨髄腫以外にも様々な疾患でみられることを忘れてはいけない！

- 特に高齢者で，多発性骨髄腫の臓器障害による症状であるCRAB症状を複数認める場合は，多発性骨髄腫を考えて精査する。
    - →高カルシウム血症による意識障害，多飲，多尿，口渇，便秘，悪心・嘔吐など。
    - →腎障害による浮腫，乏尿，倦怠感，悪心・嘔吐など。
    - →貧血による動悸，息切れなど。
    - →骨痛（椎骨圧迫骨折による腰背部痛およびほかの部位の骨痛），病的骨折。
    - →多発性骨髄腫による液性免疫の低下により易感染性をきたし，感染症を繰り返すこともある。
- マクログロブリン血症が進行すると，貧血症状，発熱，寝汗，体重減少などがみられる。

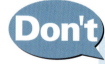

- M蛋白をみたら，CRAB症状を見逃してはいけない！

3. 頻度の高いM蛋白血症（表2）

- M蛋白は多発性骨髄腫のきわめて重要な所見だが，M蛋白は多発性骨髄腫以外にも意義不明の単クローン性γグロブリン血症（monoclonal gammopathy of undetermined significance；MGUS），ほかの形質細胞増殖性疾患，リンパ増殖性疾患でもみられる。これらの中ではMGUSの頻度が高い。
- MGUSの頻度は年齢とともに増加し，わが国における50歳以上の頻度は3.2％，80歳以上での頻度は4.4％とされる[1]。

- 多発性骨髄腫のわが国の推定罹患率は，2011年において10万人当たり5.4人，80歳代では10万人当たり男性35.3人，女性22.5人であった[2]。
- 少量のM蛋白は，慢性感染症，膠原病，肝疾患，その他の悪性腫瘍などでもみられることがあり，必ずしも形質細胞の腫瘍性疾患を意味するわけではない。
- 日常臨床では，慢性感染症，自己免疫疾患，C型肝炎患者でM蛋白を認めることが多い。

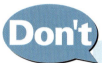

- 「M蛋白＝多発性骨髄腫」と考えてはいけない！

4. 緊急性の見きわめと初期対応

- 多クローン性高γグロブリン血症そのものが緊急の対応を必要とすることはない。
- 多発性骨髄腫により，意識障害，腎不全，病的骨折，脊髄圧迫などをきたしているときは，緊急で専門施設（S）に紹介する。
- 高γグロブリン血症による過粘稠度症候群の症状を認める場合も緊急で専門施設（S）に紹介する。
- 症状を有する多発性骨髄腫はすぐに専門施設（S）に紹介する。

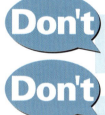

- 多クローン性高γグロブリン血症を多発性骨髄腫と間違ってはいけない！（多発性骨髄腫は単クローン性）
- 症状のある多発性骨髄腫を診療所（C）で抱えていてはいけない！

4. 重篤性の見きわめと初期対応

- 過粘稠度症候群やM蛋白による意識障害，腎不全などの症状がある場合は重篤であり，すぐに対応可能な専門施設（S）に紹介する。
- 多発性骨髄腫が疑われCRAB症状がある場合は，治療対象の多発性骨髄腫である可能性が高く，対応可能な専門施設（S）に紹介する。
- 症状がなくてもM蛋白量が3g/dL以上の場合は，多発性骨髄腫（症候性骨髄腫）またはくすぶり型多発性骨髄腫（無症候性骨髄腫）であり，専門施設（S）に紹介する[2,3]。

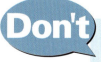

- 症状がなくてもM蛋白≧3g/dLの場合は，診療所（C）で抱えていてはいけない！

例題 1

> 67歳男性。2カ月前から腰痛が出現し，1週間前から腰痛の増強で起立困難となり救急外来受診。
> WBC 4,900/μL，Hb 10.4g/dL，Plt 20.5×10⁴/μL，TP 11.4g/dL，Alb 2.8g/dL，Cr 0.99mg/dL，LDH 115U/L，Ca 9.6mg/dL。
> 腰椎X線写真で第7胸椎に圧迫骨折を認める。

Q 緊急性と重篤性は？

A 多発性骨髄腫による胸椎圧迫骨折が考えられる。緊急の対応が必要であり，すぐに対応可能な専門施設（ **S** ）に紹介する。

- 血清グロブリン量は〔血清総蛋白（TP）−血清アルブミン（Alb）〕であり，
  11.4g/dL − 2.8g/dL ＝ 8.6g/dL と著増している。
- 多発性骨髄腫による椎体の圧迫骨折の可能性が高い。
- 本例では，診断と治療のためにすぐに専門施設（ **S** ）に紹介された。
- 骨髄穿刺を施行され，クローン性形質細胞比率48.0%で，多発性骨髄腫と診断された。

例題2

> 74歳女性。健康診断で高蛋白血症を指摘され来院。自覚症状は特になく，身体所見に異常なし。
> WBC 4,900/μL，Hb 12.2 g/dL，Plt 17.2×10⁴/μL，TP 8.3g/dL，Alb 4.2g/dL，Cr 0.8mg/dL，LDH 173U/L，Ca 9.5mg/dL，IgG 2,704mg/dL（基準値870〜1,700），IgA 195mg/dL（基準値110〜410），IgM 168mg/dL（基準値33〜190）。

Q 緊急性と重篤性は？

A 緊急対応は必要ではなく，重篤でもない。

- 自覚症状，身体所見に異常なく，CRAB症状もなく，M蛋白量も＜3g/dLであり，緊急で専門施設（ **S** ）に紹介する必要はない。

- 血清免疫電気泳動でIgG-κ型のM蛋白を認めた。
- IgG以外のサブタイプの正常免疫グロブリンの低下はなかったが，M蛋白をきたす病態を精査した。しかし診断できず，骨髄検査が必要と考えた。
- 本例は血液専門医に紹介され，骨髄穿刺がなされ形質細胞比率4.0％であった。
- 血清中のM蛋白量＜3g/dL，骨髄中のクローン性形質細胞比率＜10％，臓器障害等を認めず，MGUSと診断した。
- 紹介元の診療所で経過観察する方針となった。

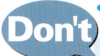

- 「M蛋白＝多発性骨髄腫」と考えてはいけない！

M蛋白血症と血清蛋白異常の鑑別

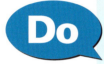

- 日常診療における血清蛋白異常の大部分が高γグロブリン血症であり，血清蛋白異常が疑われたら，血清蛋白電気泳動と免疫グロブリン（IgG，IgA，IgM）を検査しよう（図3）。
- 多クローン性高γグロブリン血症を認めたら，その原因となる疾患について検討しよう。
- M蛋白を認め多発性骨髄腫のCRAB症状があれば，多発性骨髄腫の可能性が高い。骨髄検査が必要であり専門施設（S）に紹介しよう。
- CRAB症状がなくてもM蛋白≧3g/dLの場合は，多発性骨髄腫，くすぶり型多発性骨髄腫と考えられ，骨髄検査が必要である（図4）。
- M蛋白＜3g/dLでも，M蛋白以外のクラスの免疫グロブリンが低下していれば，多発性骨髄腫，くすぶり型多発性骨髄腫が考えられ，骨髄検査が必要である（図4）。
- M蛋白を認めない多発性骨髄腫があることに注意しよう。
- M蛋白量が少量でM蛋白以外のクラスの免疫グロブリンが保たれていれば，反応性のM蛋白血症かMGUSを考えよう。

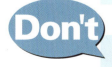

- 「M蛋白がないから多発性骨髄腫はない」と考えてはいけない！

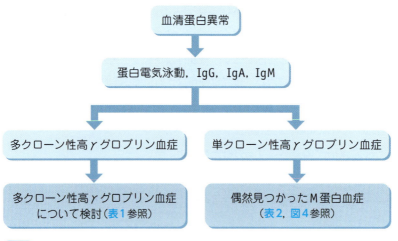

図3 血清蛋白異常の診断アプローチ

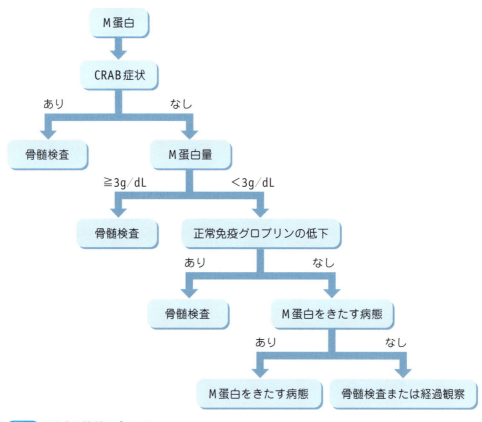

図4 M蛋白の診断アプローチ

- 多クローン性高γグロブリン血症の場合，血清蛋白電気泳動でγグロブリン分画の幅が広くMピーク（スパイク）を認めず（図2），IgG，IgA，IgMいずれも増加していることが多い．
- 多クローン性高γグロブリン血症を認めた場合，原因として自己免疫疾患，肝疾患，悪性腫瘍，その他の炎症性疾患があり，原因となる疾患について検討する（表1）．
- 単一の免疫グロブリンが増加している場合，血清蛋白電気泳動で幅が狭いMピークがみられる（図2）．
- 少量のM蛋白は，慢性感染症，膠原病，肝疾患，ほかの悪性腫瘍などでもみられることがあるが，M蛋白を認めた場合，まずは多発性骨髄腫や関連疾患の可能性を考えて精査する（表2）．
- 血算（CBC），白血球分画，TP，Alb，BUN，クレアチニン（Cr），アルカリホスファターゼ（ALP），LDH，電解質（カルシウム，リンを含む），血清蛋白電気泳動，C反応性蛋白（CRP），IgG，IgA，IgM，尿検査を検査する．多発性骨髄腫を疑う場合はβ_2ミクログロブリン，血清蛋白免疫電気泳動，尿蛋白定量，尿中Bence Jones蛋白（BJP）も同時に検査する（図1）．
- 血清蛋白電気泳動でMピークを認め，増加している免疫グロブリンサブクラス以外のサブクラスが減少していれば，多発性骨髄腫の可能性が高い．
- Mピークを認め，IgG，IgA，IgMいずれも低下している場合は，稀な病型であるIgD型，IgE型多発性骨髄腫の可能性があるので，IgD，IgEを測定する．
- 他の所見から多発性骨髄腫が疑われ，Mピークを認めず，IgG，IgA，IgMいずれも低下している場合は，BJP型や非分泌型の多発性骨髄腫を考える．
- 尿中にBJPを認めたらBJP型，認めなければ非分泌型の多発性骨髄腫を考える．

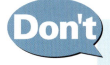

- M蛋白を認めないBJP型や非分泌型の多発性骨髄腫を見逃してはいけない！

- M蛋白を認め，多発性骨髄腫のCRAB症状を認めたら，多発性骨髄腫の可能性が高く骨髄検査が必要である．
- 多発性骨髄腫は，International Myeloma Working Group（IMWG）による多発性骨髄腫の診断基準（2014年）により診断する[2, 3]．治療方針決定のためにも専門施設（S）に紹介する．

■ 多発性骨髄腫の診断基準

骨髄でクローン性形質細胞割合≧10％または生検で確認された骨あるいは髄外形質細胞腫を認める．

かつ，形質細胞腫増殖に関連した症状（CRAB）あるいは悪性を示すバイオマーカーからなる骨髄腫診断事象（myeloma defining event）を認める。
（クローン性形質細胞は，フローサイトメトリーや組織化学で形質細胞が免疫グロブリン軽鎖をκ鎖，λ鎖のいずれかに偏って発現していることで証明する）

- CRAB症状がなくても，M蛋白≧3g/dLの場合は，多発性骨髄腫またはくすぶり型多発性骨髄腫と考えられ，骨髄検査が必要である（図4）。

■ くすぶり型多発性骨髄腫の診断基準

血清M蛋白≧3g/dL（もしくは尿中M蛋白≧500mg/24時間），または骨髄中のクローン性形質細胞比率が10〜60％。
かつ骨髄腫診断事象やアミロイドーシスがない。

- M蛋白＜3g/dLであっても，M蛋白以外のクラスの免疫グロブリンが低下している場合は，多発性骨髄腫，くすぶり型多発性骨髄腫が考えられ，骨髄検査を行う（図4）。

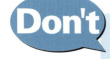

- CRAB症状がない多発性骨髄腫，M蛋白が少ない多発性骨髄腫を見逃してはいけない！

- M蛋白＜3g/dLでM蛋白以外のクラスの免疫グロブリンが保たれている場合，MGUSあるいは多発性骨髄腫以外の原因の可能性が高い。表2に示したM蛋白をきたす病態がないか検討する。
- M蛋白量が少量でM蛋白をきたす病態があれば，それがM蛋白の原因と考える。
- M蛋白をきたす病態がなければMGUSが考えられる[4]。
- MGUSはM蛋白の種類により，非IgM型，IgM型，軽鎖型MGUSに分類されている。

■ MGUSの診断基準[2, 3]

非IgM型，IgM型MGUSは，①血清中のM蛋白量＜3g/dL，②非IgM型（IgM以外）M蛋白の場合は骨髄中のクローン性形質細胞比率＜10％，IgM型M蛋白の場合はクローン性リンパ形質細胞比率＜10％，かつ③臓器障害あるいはリンパ増殖性疾患に起因する症状がない病態。

- MGUSの診断基準②から，MGUSの診断には骨髄検査が必要であり，専門施設（ S ）に紹介する。

152

- M蛋白をきたす病態がなくM蛋白＜1.5g/dLの少量の場合は，経過観察も可能である。

例題3

> 58歳男性。皮膚の乾燥があり，皮膚科で外用薬を処方されていたが改善せず内科に受診。血液検査でグロブリン高値を認めた。
> WBC 10,300/μL, Hb 14.7g/dL, Plt 21.5×10⁴/μL, TP 10.1g/dL, Alb 4.8g/dL, Cr 0.73mg/dL, LDH 164U/L, CRP＜0.4mg/dL。

Q 緊急性はなさそうだが，次に行う検査は？

A CBC，白血球分画，血清蛋白電気泳動，IgG，IgA，IgM，尿検査。

- IgG 3,850mg/dL, IgA 868mg/dL, IgM 318mg/dLで，血清蛋白電気泳動でγグロブリン分画の多クローン性の増加を認めた。
- 自己免疫疾患，膠原病が疑われ，皮膚所見から全身性強皮症を疑い，抗セントロメア抗体を検査したところ陽性だった。
- 皮膚生検を施行し全身性強皮症と診断した。

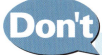

- 多クローン性高γグロブリン血症を多発性骨髄腫と間違ってはいけない！

例題4

> 65歳男性。健康診断で血清蛋白高値を認め精査目的で受診。身体所見に異常なし。
> WBC 4,700/μL, Hb 12.3g/dL, Plt 18.5×10⁴/μL, TP 8.9g/dL, Alb 4.5g/dL, Cr 0.88mg/dL, Ca 9.1mg/dL, IgG 4,399mg/dL（基準値870～1,700），IgA 8mg/dL（基準値110～410），IgM 7mg/dL（基準値33～190）。
> 尿検査異常なし。免疫電気泳動でIgG-λ型のM蛋白を認める。

Q 症状はなく緊急性はなさそうだが，対応はどうする？

A 専門施設（ **S** ）に紹介する。

- M蛋白≧3g/dLであり，IgG以外の正常免疫グロブリンが減少していることから，多発性骨髄腫あるいはくすぶり型多発性骨髄腫と考えられる。
- 骨髄検査が必要であり専門施設（ S ）に紹介した。
- 骨髄穿刺を行い，クローン性形質細胞比率8.6％であり，くすぶり型多発性骨髄腫と診断した。

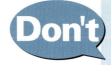

- 症状がなくてもM蛋白≧3g/dLをみたら，専門施設（ S ）への紹介を躊躇してはいけない！（多発性骨髄腫またはくすぶり型多発性骨髄腫が考えられる）

例題5

> 71歳男性。 健康診断で白血球数増加と血清蛋白血高値を認めた。
> WBC 15,300/μL（リンパ球75.0％），Hb 12.2g/dL，Plt 23.5×10^4/μL，TP 9.1g/dL，Alb 4.1g/dL，Cr 0.86mg/dL，Ca 9.9mg/dL，IgG 1,109mg/dL（基準値870〜1,700），IgA 99mg/dL（基準値110〜410），IgM 3,255mg/dL（基準値33〜190）。
> 尿検査異常なし。免疫電気泳動でIgM λ型のM蛋白あり。

Q 疑われる疾患は？

A 原発性マクログロブリン血症！

- 本例ではIgM以外のIgG，IgAの低下はないが，これは原発性マクログロブリン血症の特徴である。多発性骨髄腫と異なり，IgM以外のグロブリンサブクラスの低下は通常みられない。
- 原発性マクログロブリン血症では腎障害，骨病変の合併も少ない。

Q 次に行う検査は？

A 末梢血のフローサイトメトリーによる表面マーカー検査と，眼底検査。

- 末梢血にリンパ球の増加を認めているが，腫瘍性リンパ球である可能性が高い。
- CD19，CD20，CD25，免疫グロブリン軽鎖 λ 鎖陽性細胞の増加を認め，原発性

マクログロブリン血症が考えられた。
- 原発性マクログロブリン血症では，過粘稠度症候群により眼底出血を合併することが多く，症状がなくても眼底検査を行う。
- 眼底検査でソーセージ様に拡張，蛇行する網脈静脈，網膜出血，乳頭浮腫などを認めることがある。

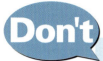

- 原発性マクログロブリン血症では眼底検査を忘れない！

例題6

> 74歳女性。腰椎圧迫骨折で受診。
> WBC 4,800/μL, Hb 7.1g/dL, Plt 15.7×10⁴/μL, TP 4.6g/dL, Alb 3.8g/dL, Cr 2.36mg/dL, LDH 245IU/L, Ca 9.6mg/dL, 尿蛋白（2＋）。

Q 考えられる疾患と対応は？

A 総蛋白は低下している（増加していない）が，高齢者で圧迫骨折と貧血，腎障害を認め，多発性骨髄腫のCRAB症状を3つ認める。多発性骨髄腫が疑われ，専門施設（S）に紹介する。

- 血清蛋白電気泳動でγグロブリン分画の低下を認め，免疫グロブリンはIgG 460mg/dL（基準値870～1,700），IgA 6mg/dL（基準値110～410），IgM 7mg/dL（基準値33～190）といずれも低下していた。
- 多発性骨髄腫でも，BJP型や非分泌型では，異常免疫グロブリンが産生されないので血清蛋白は増加しない。しかし，正常免疫グロブリンは抑制され，IgG, IgA, IgMは低下する。
- 本例でも，正常免疫グロブリンの著明な減少を認めており，多発性骨髄腫が強く疑われる。
- 尿中BJP陽性で，血清免疫電気泳動ではλ型のBJPを認めた。
- 骨髄有核細胞の約30％が形質細胞であり，多発性骨髄腫（BJP-λ型）と診断された。

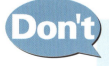

- 総蛋白が低下している多発性骨髄腫，M蛋白を認めない多発性骨髄腫を見逃してはいけない！

M蛋白血症と血清蛋白異常の治療・患者説明

治療（対応）

- 反応性の多クローン性高γグロブリン血症は基礎疾患を検討しよう。
- M蛋白量が＜3g/dLでM蛋白以外のサブクラスの免疫グロブリンが保たれている場合，M蛋白をきたす病態がないか検討しよう（表2）。
- 反応性の多クローン性高γグロブリン血症をみたら，原因となる基礎疾患を診断して基礎疾患に対応しよう。
- 形質細胞腫瘍と関連疾患，B細胞リンパ増殖性疾患，骨髄腫瘍性疾患以外の疾患で，M蛋白量が少なければ，M蛋白は経過観察でよい。

くすぶり型多発性骨髄腫，MGUSの対応

- 専門施設で診断されたくすぶり型多発性骨髄腫，MGUSは，一般診療所，クリニック，一般病院（ C ， H ）で治療が必要になるまでフォローしてもよい。
- MGUSは多発性骨髄腫や関連疾患への進展は年間約1％で起こり，診断後何年経過しても同様の進展リスクがあり，定期的なフォローが必要である[4]。
- くすぶり型多発性骨髄腫は3カ月ごと，MGUSは6カ月ごとにフォローして，治療開始時期の所見がみられたら専門施設（ S ）に紹介する。
- くすぶり型多発性骨髄腫，非IgM型MGUSの治療開始時期とは，骨髄腫診断事象であるCRAB症状あるいは悪性を示すバイオマーカーを認めるときである[2]。

原発性マクログロブリン血症，IgM型MGUSの対応[5]

- 無症候性原発性マクログロブリン血症は，経過観察が原則である。
- 原発性マクログロブリン血症では，IgM量だけでは治療開始の基準にはならない。
- 原発性マクログロブリン血症は3カ月ごと，IgM型MGUSは6カ月ごとにフォローして治療開始時期の所見がみられたら，専門施設（ S ）に紹介する。
- 治療を考慮するのは，①過粘稠度症候群，神経障害，アミロイドーシス，クリオグロブリン血症，寒冷凝集素症などIgMに関連した症状を合併した場合，②腫瘍細胞の骨髄浸潤や自己免疫機序によりHb 10g/dL未満，血小板$10×10^4/\mu L$未満の血球減少を認めた場合，③発熱，寝汗，体重減少，倦怠感などの全身症状，巨大リンパ節腫脹，臓器腫大などをきたした場合である。

患者説明

- 多クローン性高γグロブリン血症の場合は、「反応性の異常であり特に心配ないが、その原因の検索をする必要がある」ことを説明する。
- 無症候で偶然M蛋白を認めM蛋白量が少ない場合は、「特に心配ないが原因検察は必要である」ことを説明する。
- MGUSと診断した場合は、「将来、多発性骨髄腫に移行する可能性も低いながらあるので、経過観察が必要である」ことを説明する。

- MGUS患者の経過観察を完全に中止してはいけない！

- M蛋白量が3g/dL以上の場合は、「骨髄検査などの精査が必要である」ことを説明する。

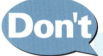

- M蛋白≧3g/dLのM蛋白血症を放置してはいけない！

- M蛋白とCRAB症状を認める場合は、「血液専門医による精査、治療が必要である」ことを説明する。

引用文献

1) Iwanaga M, et al：Mayo Clin Proc. 2007；82(12)：1474-9.
2) 日本骨髄腫学会, 編：多発性骨髄腫の診療指針 第4版. 文光堂, 2016.
3) Rajkumar SV, et al：Lancet Oncol. 2014；15(12)：e538-48.
4) van de Donk NW, et al：Haematologica. 2014；99(6)：984-96.
5) Dimopoulos MA, et al：Blood. 2014；124(9)：1404-11.

参考文献

- O'Connell YX, et al：Am Fam Physician. 2005；71(1)：105-12.
- Glavey SV, et al：Blood Reviews. 2016；30(3)：223-31.

樋口敬和

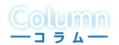
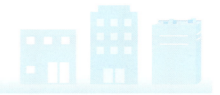

模擬結婚式

　65歳女性である。8年前に真性赤血球増加症と診断され，ヒドロキシウレア（ヒドロキシカルバミド）と少量アスピリンでコントロールされていたが，急激な白血球・血小板減少をきたして入院となった。

　急性巨核芽球性白血病であった。染色体分析では予後不良を示す－5，－7を含む複雑な染色体異常を認めた。化学療法で寛解になったがすぐに再発した。

　化学療法を追加することで，一時的には正常造血の回復があり外泊も可能になるが，すぐに増悪して高度の腫瘍熱と四肢の浮腫を生じるようになった。

　発熱，浮腫に対して抗菌薬，解熱薬，利尿薬はまったく無効であり，緩和的化学療法を続けることが有効で，可能な限り外泊を繰り返してもらった。

　入院5カ月後には，白血病性胸膜炎による大量胸水に伴う胸痛，呼吸困難，身の置き所のなさが出現した。高度の骨髄抑制からも回復しない状態となり，緩和的化学療法さえ続けられなくなった。

　胸痛と呼吸困難に対してはモルヒネの持続皮下注，身の置き所のなさや抗菌薬無効の発熱に対してはデカドロン®を使用した。これにより，胸痛，呼吸困難，発熱はコントロールされたが，モルヒネによると思われる意識障害が出現し，ほとんど会話もできなくなった。

　この時点で家族から突然に言われた。「実は，長女の結婚式を4カ月後に控えているんです。病状が悪いことはわかっていますが，それまでなんとか生かしてもらえないでしょうか」と。

　残された生命予後はよくても1～2週間。4カ月後の生存はありえなかった。

　本人も家族も助からないことはよくわかっておられた。長く生きることよりも，長女の結婚を見届けることがみんなの希望になっていた。

　一計を案じた。当院の旧館にはチャペルがある。そこで娘の花嫁姿を患者に披露する模擬結婚式を企画した。

　胸痛と呼吸困難の軽減のために2日前と当日に胸水を排液し，意識レベルの改善目的で当日朝にモルヒネからフェンタニルに変更した。これにより，胸痛のない状態で意識はほぼ明瞭になった。ベッドのままなら病室からチャペルまで何とか移動することが可能になった。

病院のチャペルで，患者は花嫁姿の娘，そして花婿と対面した。笑顔で「ありがとう」「幸せです」や「よい人生でした」を，何度も何度も繰り返された。

　その翌日からまた昏睡状態になり，模擬結婚式の6日後，家族に囲まれて本当に穏やかに旅立たれたのだった。

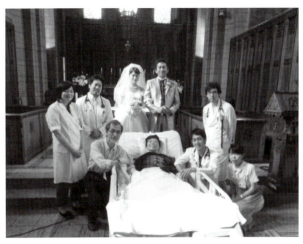

病院チャペルでの花嫁姿（ご遺族の許可を得て掲載）

岡田　定

コラム● 模擬結婚式

索 引

英 文

A

AI *28*

APL（acute promyelocytic leukemia） *57*

APTT *75*

C

CLL（chronic lymphocytic leukemia） *36*

CML（chronic myelogenous leukemia） *29*

CRAB症状 *143, 146*

D

Dダイマー *67, 75*

E

EBVの抗体検査 *134*

F

FDP *75*

FN（febrile neutropenia） *49*

H

HELLP（hemolysis, elevated liver enzymes, and low platelet count）症候群 *74*

HIT（heparin-induced thrombocytopenia） *69*

I

IgA血管炎 *104, 115*

IgM型MGUSの対応 *156*

ITP（idiopathic thrombocytopenic purpura） *67*

ITP（immune thrombocytopenia） *67*

M

M蛋白 *143, 151*

――の診断アプローチ *150*

M蛋白血症 *143, 144, 146*

――の初期対応 *144*

MCVによる貧血の鑑別疾患 *7*

MDS（myelodysplastic syndrome） *68*

medical emergency *64*

MGUS（monoclonal gammopathy of undetermined significance） *146*

Moschcowitzの5徴 *72*

MTX関連リンパ増殖性疾患 *132*

P

PCU（緩和ケア病棟） *101*

PT *75*

Q

QOD（quality of death） *141*

T

TTP（thrombotic thrombocytopenic purpura） *69*

V

von Willebrand病 *111, 117, 119*

和　文

あ

アレルギー疾患　*44*
悪性貧血　*15, 23, 27*
悪性リンパ腫　*125, 130*

い

インクレミン®　*19, 24*
意義不明の単クローン性γグ
　ロブリン血症（MGUS）　*146,*
　149
　──の診断基準　*152*
　──の対応　*156*
異型リンパ球　*46, 59, 63*
　──増加　*40*
異食症　*22*

う

ウイルス感染症　*53, 59, 68*

か

カルバゾクロムスルホン酸ナト
　リウム水和物　*119*
隠れ貧血　*2*
過粘稠度症候群　*146*
可溶性インターロイキン2受容
　体（sIL-2R）　*137*
活性化部分トロンボプラスチン
　時間（APTT）　*67*
感染症と白血球数　*58*
眼瞼結膜縁の色　*2*
癌の骨髄転移　*43*

き

偽性血小板凝集像　*71*

偽性血小板減少症　*70, 71*
菊池病　*136*
喫煙　*41, 45, 47*
急性HIV感染症　*60*
急性巨核芽球性白血病　*29, 158*
急性前骨髄球性白血病（APL）
　97, 118
急性白血病　*34, 69, 129*
急性貧血の鑑別　*16*
巨赤芽球性貧血　*11*
局所性リンパ節腫腫脹のアプ
　ローチ　*128*

く

くすぶり型多発性骨髄腫　*154*
　──の診断基準　*152*
　──の対応　*156*

け

結核　*62*
血管内リンパ腫　*101*
血球貪食症候群　*95*
血小板減少　*67*
　──の初期対応　*68*
　──の診断アプローチ　*76*
　──の問診　*74*
　──をきたす機序と疾患　*73*
血小板数と緊急性　*69*
血小板輸血　*81*
　──の適応　*100, 120*
血清蛋白　*143*
　──異常　*143*
　──異常の診断アプローチ
　　150
　──電気泳動図　*144*

血栓性血小板減少性紫斑病
　（TTP）　*69, 72*
血友病　*119*
原発性マクログロブリン血症
　154
　──の対応　*156*

こ

氷かじり　*22*
抗血小板薬　*80*
好酸球増加　*44*
　──をきたす疾患　*39*
好中球減少　*57*
　──の抗菌薬　*100*
　──の疾患　*51*
　──＋貧血　*58*
好中球減少性発熱（FN）　*52, 98*
好中球数の計算式　*52*
好中球増加の疾患　*32*
好中球の分化成熟　*37*
後天性血友病　*109*
後天性第Ⅷ因子インヒビター
　111
後天性第ⅩⅢ因子欠乏症　*109*
高齢者の鉄欠乏性貧血　*4*
骨髄異形成症候群（MDS）　*61,*
　68, 78, 87, 88, 91

さ

サラセミア　*9*
再生不良性貧血　*53, 87, 96*
　──の重症度基準　*90, 96*

し

収穫加速の法則　*28*

161

重症肺炎 *53*

出血傾向 *103*
　——の鑑別 *109*
　——の症状 *109*
　——の初期対応 *104*
　——の診察 *110*
　——を疑うとき *103*
　——をきたす疾患 *105*

出血症状 *68*
　——の鑑別 *112*
　——の特徴 *68, 105*

出血性貧血と溶血性貧血の鑑別
　16

消化管出血 *5*

小球性貧血 *8*
　——の鑑別 *8*

少子超高齢社会 *141*

静注鉄剤 *20*

食道癌 *138*

新鮮凍結血漿（FFP）*119*

腎盂腎炎 *40*

せ

生活習慣病 *121*
　——のイメージ *122*

正球性貧血 *9*

成熟好中球の増加 *40*

赤血球輸血の適応 *99*

潜在性鉄欠乏症 *2, 26*
　——の日本人女性 *3*

先天性凝固異常症 *119*

全身性強皮症 *153*

全身性リンパ節腫脹のアプローチ
　126

そ

組織球性壊死性リンパ節炎 *136*

総鉄必要量 *20*

た

立ちくらみ *21*

多クローン性高γグロブリン血
　症 *144, 151*

多発性骨髄腫 *14, 148*
　——BJP型 *155*
　——の診断基準 *151*

大球性貧血 *11*
　——の鑑別 *11*

大腸癌 *13*

第XIII因子欠乏症 *109*

単核症類似疾患 *135*

単純性紫斑 *104*

単純性紫斑病 *107*

て

鉄欠乏性貧血 *1*
　——と好中球減少 *61*
　——の原因疾患 *8*
　——の治療のステップ *18*

鉄欠乏の重症度と検査所見 *21*

鉄剤とお茶 *19, 22*

伝染性紅斑 *59*

伝染性単核球症 *133*

と

トラネキサム酸 *118*

糖尿病 *65*

特発性血小板減少性紫斑病
　（ITP）*67, 68, 77, 80, 104, 115*
　——の治療 *82*

に

二次性貧血 *3*

妊娠性血小板減少症 *79*

の

脳貧血 *21*

は

ハンター舌炎 *15*

播種性血管内凝固症候群（DIC）
　69, 117

敗血症 *53, 69*

白赤芽球 *43*

白赤芽球症 *38*

白血球減少 *49*
　——の鑑別 *56*
　——の初期対応 *50*

白血球増加 *31*
　——の鑑別 *37*
　——の初期対応 *32*

白血球分画 *36, 56*

発熱性好中球減少症（FN）*63*

汎血球減少 *87*
　——の鑑別 *92*
　——の初期対応 *88*
　——の診察のポイント *95*
　——の診断アプローチ *94*
　——を疑うとき *87*

汎血球減少症をきたす疾患 *89, 93*

反応性白血球増加 *42*

反応性白血球増加症 *29*

ひ

ヒトパルボウイルス感染症 *59*

ビタミンK欠乏　*114*

ビタミンK製剤　*120*

ビタミンB$_{12}$欠乏性貧血　*23*

ピンピンコロリ（PPK）　*141*

皮下出血　*103*

脾機能亢進症　*61, 68, 88*

貧血　*1*

　——の基準　*7*

　——の初期対応　*2*

　——を疑うとき　*1*

ふ

フィブリノゲン　*67, 75*

　——・フィブリン分解産物
　　（FDP）　*67*

フェリチン　*21*

フェロミア®顆粒　*19, 24*

プロトロンビン時間（PT）　*67*

　——・APTT延長，血小板
　　数減少　*111*

　——・APTT延長，血小板
　　数正常　*111*

　——，APTT，血小板数い
　　ずれも正常　*113*

　——・APTT正常，血小板
　　数減少　*113*

　——延長，血小板数，
　　APTT正常　*111*

　——，血小板数正常，
　　APTT延長　*111*

へ

ヘパリン起因性血小板減少症
　（HIT）　*69*

ヘリコバクター・ピロリ　*81*

ほ

ホジキンリンパ腫　*139*

本人の意思の推量　*102*

ま

孫わやさしい　*65*

慢性骨髄性白血症（CML）　*29,*
　35, 42, 45

慢性貧血の鑑別　*6*

慢性リンパ性白血病（CLL）　*41*

み

未来の医療　*28, 141*

む

ムーアの法則　*28*

め

免疫性血小板減少症（ITP）　*67*

も

網赤血球（Ret）　*9*

　——増加　*10*

　——による貧血の鑑別　*10*

や

薬剤性血小板減少症　*68*

よ

溶血性貧血　*17*

幼若好中球　*37*

り

リウマチ性多発筋痛症　*14*

リビングウィル　*84*

リンゴ病　*59*

リンパ球減少の疾患　*51*

リンパ球の増加　*41*

リンパ節腫脹　*123*

　——のアプローチ　*123*

　——の初期対応　*124*

　——の上流領域と鑑別診断
　　125

　——をきたす疾患　*125*

リンパ節生検の適応　*131*

ろ

老人性紫斑　*104*

わ

ワトソン（医療用AI）　*30*

163

編著者プロフィール

岡田　定（おかだ さだむ）

聖路加国際病院人間ドック科部長・血液内科

1981年	大阪医科大学卒業
1981年	聖路加国際病院内科レジデント
1984年	昭和大学藤が丘病院血液内科
1993年	聖路加国際病院血液内科
2007年	聖路加国際病院血液内科部長
2011〜13年	聖路加国際病院内科チェアマン
2016年	現職

日本内科学会総合内科専門医，日本血液学会認定血液指導医

樋口敬和（ひぐち たかかず）

獨協医科大学埼玉医療センター輸血部部長

1984年	京都府立医科大学卒業
1984年	聖路加国際病院内科レジデント
1989年	トロント小児病院研究員
1991年	京都府立医科大学大学院修了
1991年	クリーブランドクリニック研究員
1992年	昭和大学藤が丘病院血液内科
1998年	フランス政府給費留学生（パリ サンルイ病院）
2005年	自治医科大学附属さいたま医療センター血液科講師
2010年	聖路加国際病院血液内科医長
2017年	現職

日本内科学会総合内科専門医，日本血液学会認定血液専門医，日本輸血・細胞治療学会認定医，アメリカ内科学会上級会員（FACP）

診療所／一般病院の血液診療 Do&Don't

定価（本体3,700円＋税）

2018年3月15日　　第1版

- ■編　者　岡田　定
- ■発行者　梅澤俊彦
- ■発行所　**日本医事新報社**
  〒101-8718東京都千代田区神田駿河台2-9
  電話　03-3292-1555（販売）・1557（編集）
  www.jmedj.co.jp
  振替口座　00100-3-25171
- ■印　刷　ラン印刷社

© 岡田　定　2018 Printed in Japan

ISBN978-4-7849-5707-1 C3047 ¥3700E

- ・本書の複製権・翻訳権・上映権・譲渡権・公衆送信権（送信可能化権を含む）は（株）日本医事新報社が保有します。
- **JCOPY** ＜（社）出版者著作権管理機構 委託出版物＞
  本書の無断複写は著作権法上での例外を除き禁じられています。複写される場合は，そのつど事前に，（社）出版者著作権管理機構（電話 03-3513-6969，FAX 03-3513-6979，e-mail:info@jcopy.or.jp）の許諾を得てください。